Theodor Glaser

Weihnachtskrippen

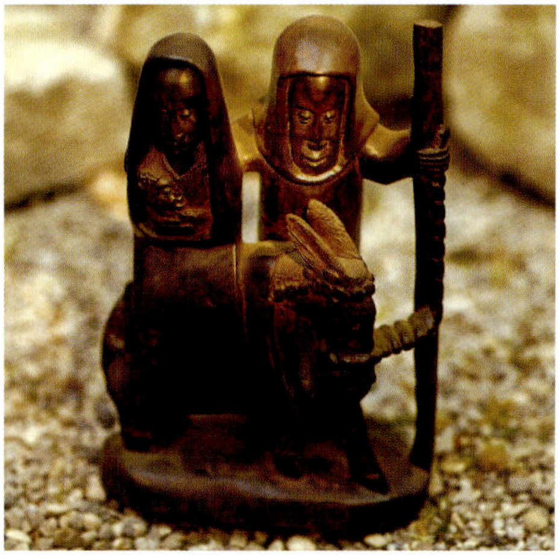

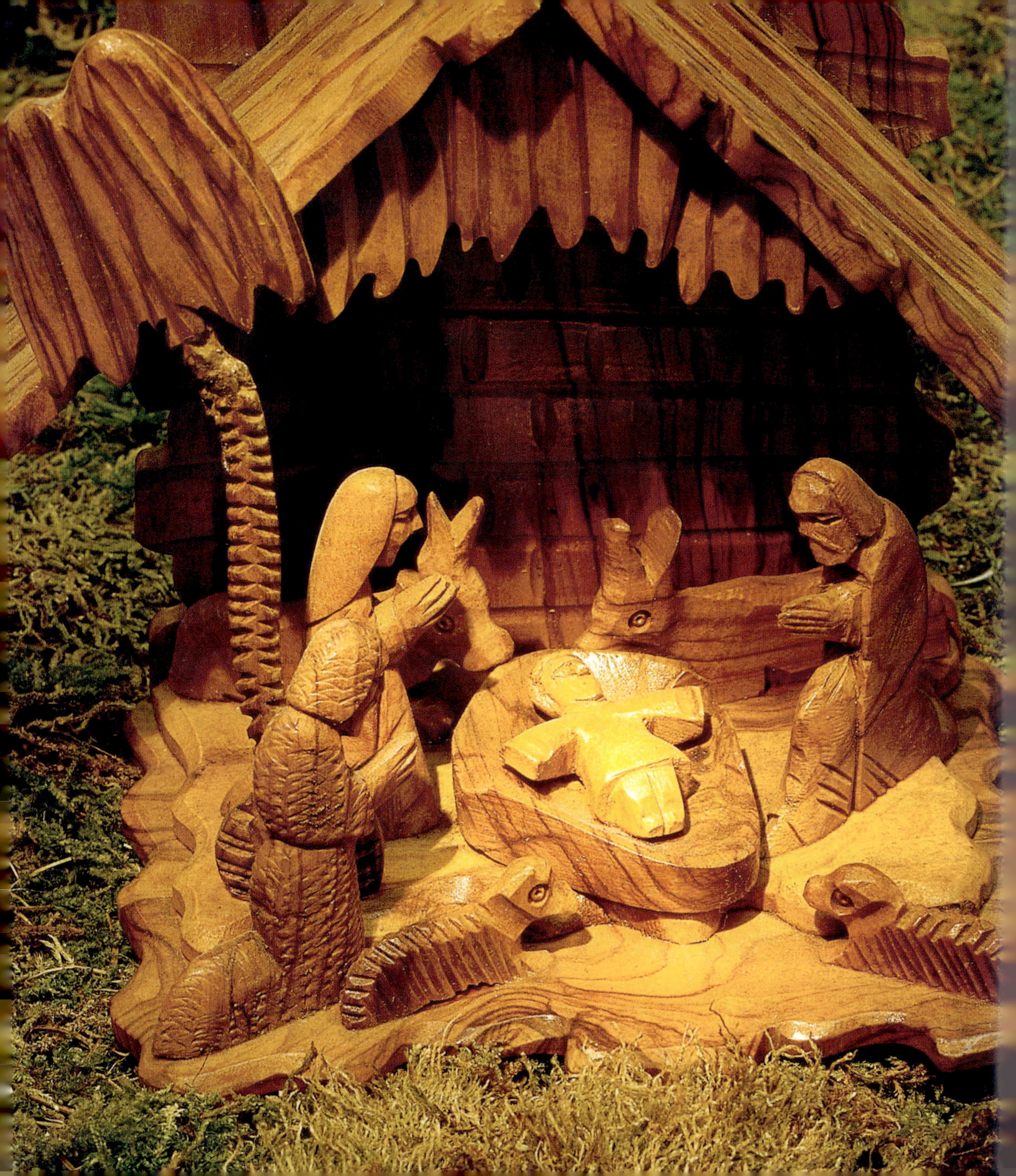

Theodor Glaser

Weihnachtskrippen

Fotografie: Klaus G. Förg

rosenheimer

Für meine Frau Brigitte,
für meine Söhne, Schwiegertöchter und Enkel
Stephan und Ute mit Veronica und Christoph,
Christian und Gisela mit Julius, Leonard und Ruth-Marie,
für die Künstlerin Ruth Speidel,
für alle, die Krippenfreunde sind oder werden wollen,
und vor allem für das Kind in der Krippe

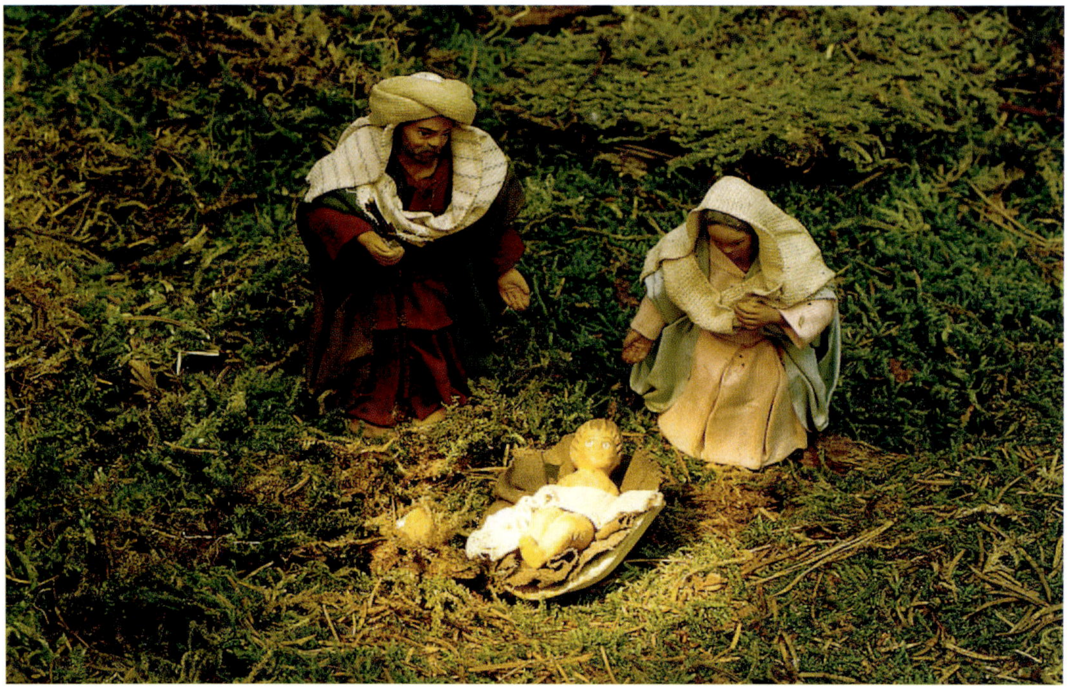

Inhalt

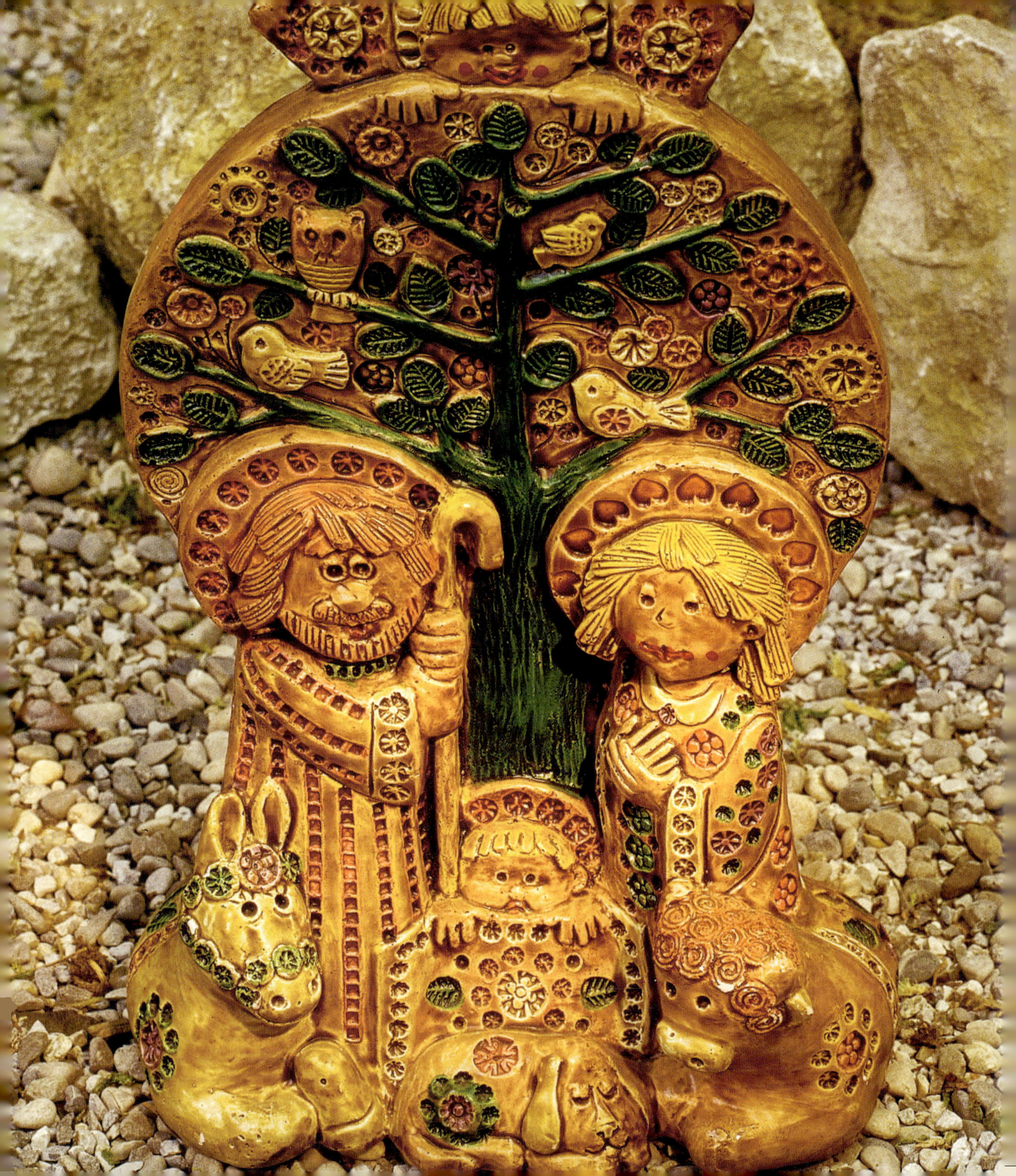

Beginn in Bethlehem

Maria gebar ihren ersten Sohn und wickelte ihn in Windeln und legte ihn in eine Krippe, denn sie hatten sonst keinen Raum in der Herberge (Lukas 2,7).
So hat alles angefangen, klein und bescheiden, schlicht und einfach. Der Evangelist und Arzt Lukas scheint Realist gewesen zu sein. Er begnügt sich mit einer ganz nüchternen Geburtsanzeige. Mit keinem Wort verrät er, ob die Herberge ein größeres oder kleineres Bauernhaus war, der Raum ein Stall oder eine Höhle, die Krippe eine Futterraufe, ein Futtertrog oder einfach ein Haufen von Heu und Stroh. Die Entbindungsstation und das Wochenbett wirken ärmlich. Immerhin, das Kind ist in Windeln gewickelt, Vater und Mutter sind da, dann ist zunächst alles gut. Andere Neugeborene waren und sind schlechter dran.
Johannes, der Evangelistenkollege des Lukas, fasst sich in seinem Weihnachtsevangelium noch kürzer, blickt aber tiefer: *Am Anfang war das Wort, und das Wort ward Fleisch und wohnte unter uns* (Johannes 1,1 und 1,14). Noch kürzer ausgedrückt heißt das: Am Anfang war die Krippe.
Lukas erzählt ganz unsentimental und unromantisch weiter vom Engel des Herrn, den himmlischen Heerscharen und den Hirten auf dem Feld. Neugierig machen sie sich auf den Weg und gehen zum Kripperlschauen nach Bethlehem: *»Lasset uns nun gehen nach Bethlehem und die Geschichte sehen, die da geschehen ist, die uns der Herr kundgetan hat.« Und sie kamen eilend und fanden beide, Maria und Joseph, dazu das Kind in der Krippe liegen* (Lukas 2,15–16).
Die Krippe von Bethlehem hat die Weihnachtskrippen in aller Welt zur Welt gebracht. Das Geschehen der Heiligen Nacht hat durch Jahrhunderte große und kleine Künstler zu Kreativität und Fantasie inspiriert, in Wort, Ton und Bild. Die Theologen halten ihre hörbaren Predigten, die leider oft mehr den Kopf und das Sitzfleisch beanspruchen als das Herz, die Seele und das Gemüt. Die Weihnachtslieder besingen die »gute, neue Mär«. In seinem Weihnachtsoratorium hat der Thomaskantor Johann Sebastian Bach eine musikalische Krippe aufgebaut. Maler und

Bildhauer haben das Wunder von Bethlehem buchstäblich »ins Bild« gesetzt: sichtbare, geschnitzte, gemalte Predigten. In einer gesunden, bodenständigen Volksfrömmigkeit haben große und kleine Krippenkünstler mit ihren Krippenlandschaften ein frommes Welttheater inszeniert – die Welt im Kleinformat, einladend zum Schauen, Nachdenken und Meditieren. Ich bestaune und bewundere Kunstfertigkeit, Fleiß, Fantasie, vor allem aber die Liebe, mit der die Krippen gestaltet sind – bis ins kleinste Detail. Die große Freude, die allem Volk widerfahren soll, hat auch die Freude am Krippenbau ausgelöst. Weihnachten, das Fest der Liebe, hat die Liebe zur Krippe entbunden. Ihre sichtbare Predigt spricht eben nicht nur den Kopf, die Ohren und den Verstand an, sondern vor allem die Augen, das Herz, die Seele, das Gefühl und das Gemüt. An der Krippe wird Theologie anschaulich.

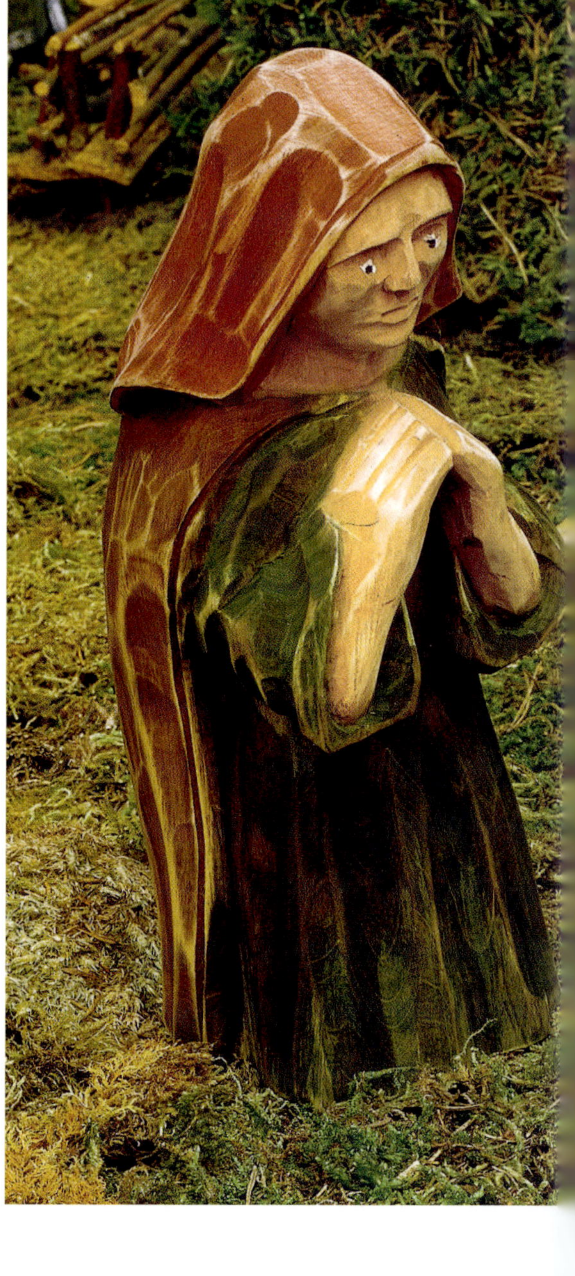

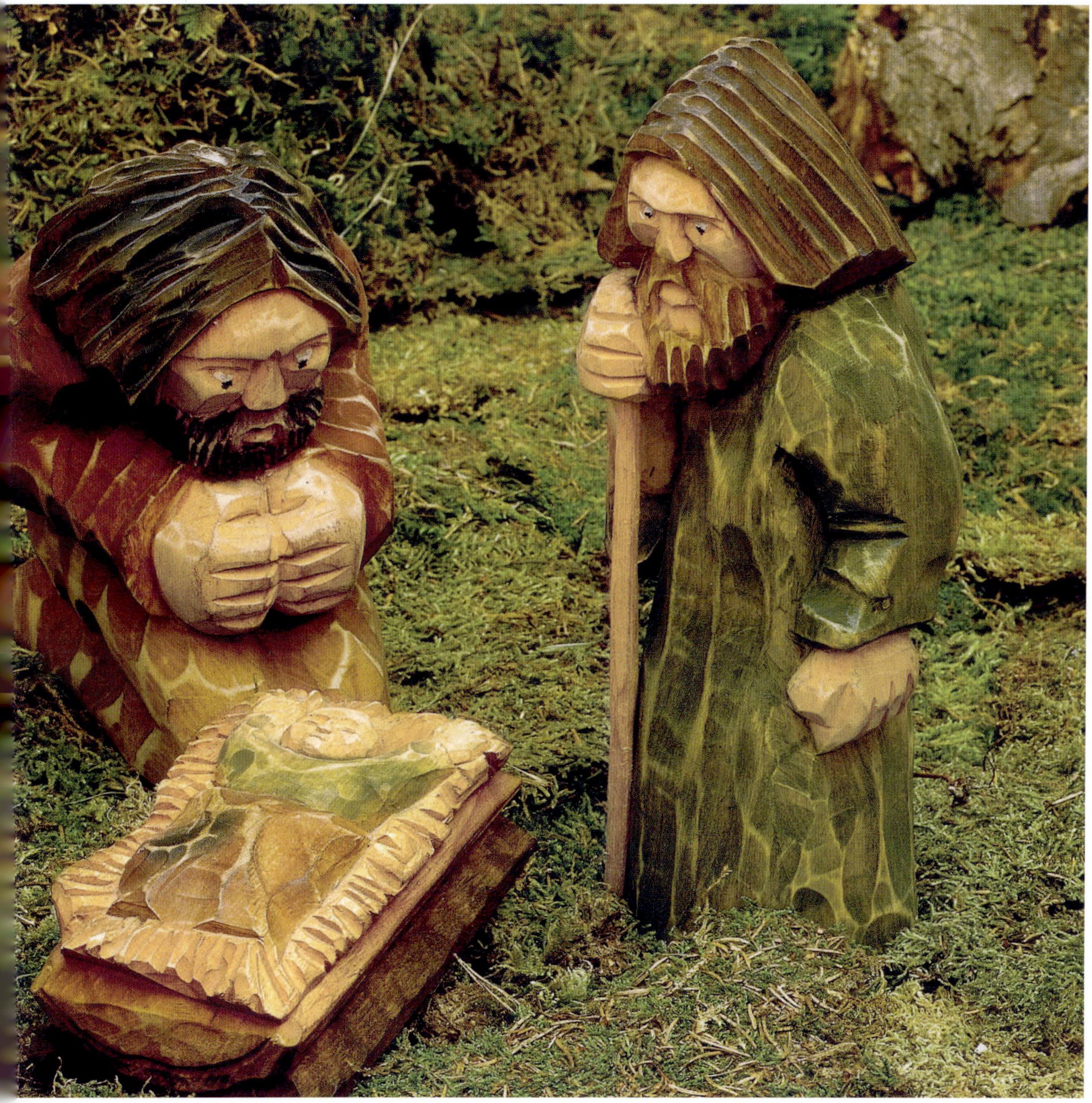

Prophetische und paradiesische Vorgeschichte

Das Weihnachtsgeschehen und die Geschichte der Krippe haben eine biblische Vorgeschichte, eine Geschichte der Sehnsucht und Hoffnung. Seit es Menschen auf unserem Globus gibt, warten sie darauf, dass der Himmel sich wenigstens einen Spalt auftut über der Finsternis, die das Erdreich bedeckt. Der höchste Wunsch des kleinen Volkes Israel richtete sich auf den befreienden Messias. Die Propheten des Alten Bundes waren das Sprachrohr der Sehnsucht. Neun Monate warten Eltern auf den Tag der Geburt ihres Kindes, in guter Hoffnung, gespannt, erwartungsvoll und freudig. Neun Monate haben Maria und Joseph gewartet. Das Volk Israel musste viel länger warten – Jahre, Jahrzehnte, Jahrhunderte, Jahrtausende. Sie warteten auf andere Umstände, damit sich die Zustände und Missstände besserten. Aber Gott ließ sich Zeit. Er kann warten lassen, auch uns. Alle Zeit steht in seinen Händen. Trotzdem war das Volk Israel guter Hoffnung, weil seine Propheten immer wieder die Geburtsanzeige schon im Voraus formulierten:

Du, Bethlehem Ephrata, die du klein bist unter den Geschlechtern in Juda, aus dir soll mir der kommen, der in Israel Herr sei, welches Ausgang von Anfang an und von ewig her gewesen ist (Micha 5,1).

Uns ist ein Kind geboren, ein Sohn ist uns gegeben, und die Herrschaft ist auf seiner Schulter, und er heißt: Wunder-Rat, Gott-Held, Ewig-Vater, Friede-Fürst, auf dass seine Herrschaft groß werde und des Friedens kein Ende (Jesaja 9,5–6).

Es wird ein Reis aufgehen von dem Stamm Isais und ein Zweig aus seiner Wurzel Frucht bringen. Auf ihm wird ruhen der Geist des Herrn, der Geist der Weisheit und des Verstandes, der Geist des Rates und der Stärke, der Geist der Erkenntnis und der Furcht des Herrn (Jesaja 11,1–2).

Die Geschichte der Weihnachtskrippe reicht freilich noch weiter zurück, ins Paradies zu Adam und Eva. Sie wollten selber sein wie Gott. Weil sie die verbotene

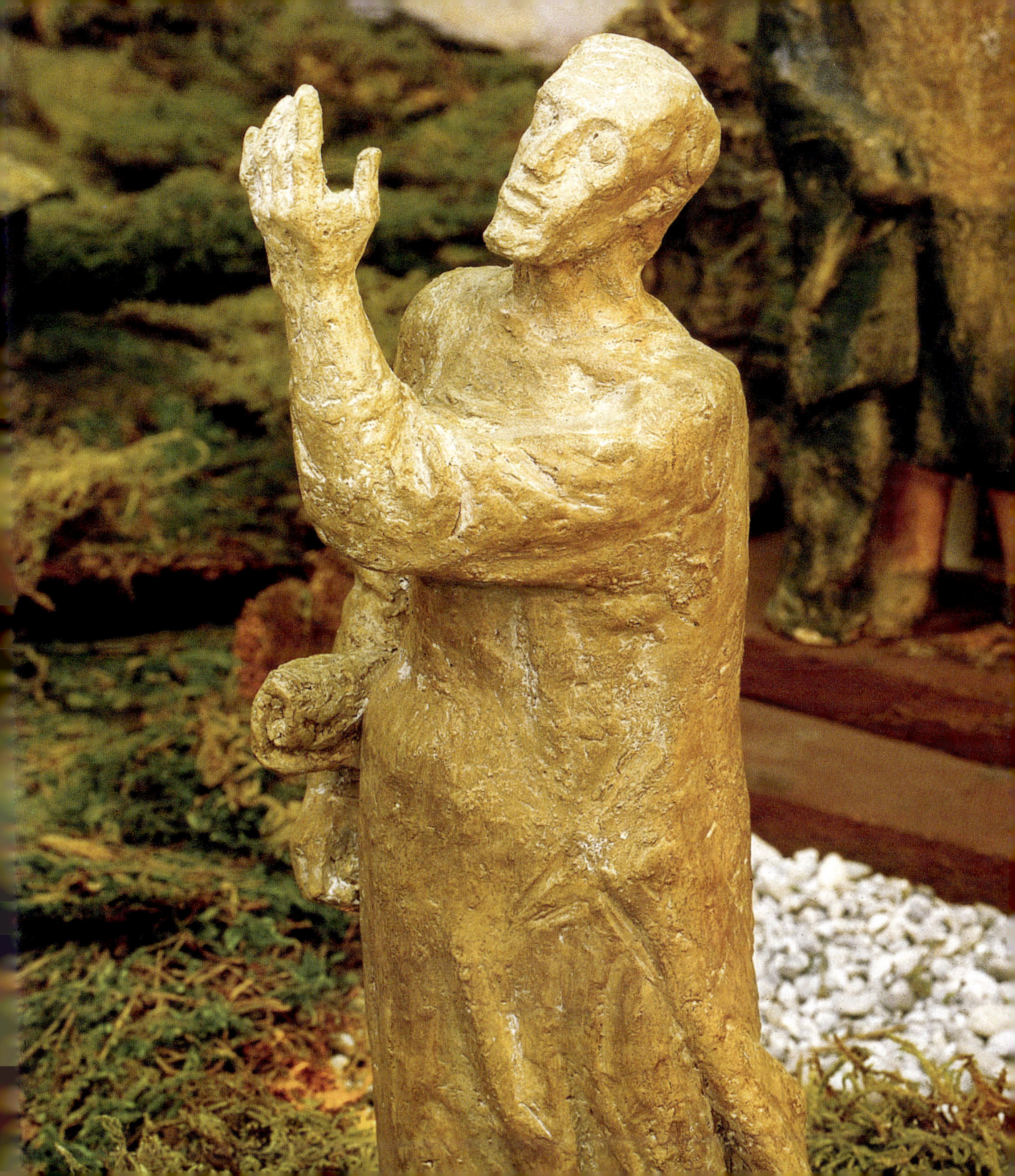

Frucht vom Baum in der Mitte des Gartens aßen, wurden sie vertrieben. Die Tür des Paradieses fiel hinter ihnen ins Schloss. Nun leben sie – und wir – jenseits von Eden. Aber sie hatten die Verheißung im Ohr, dass eines Tages einer kommen würde, der der Schlange den Kopf zertritt (1. Mose 3,15). An Weihnachten hat sich das erfüllt. Deshalb wird die Geschichte vom Sündenfall in den Christvespern vorgelesen. Darum stehen in manchen Weihnachtskrippen die Figuren von Adam und Eva. Darum stellen wir uns einen Christbaum ins Zimmer als Zeichen dafür, dass der Baum des Paradieses wieder zugänglich ist. Der Apfel ist wieder dran, der neue Adam – Christus – ist geboren. Darum singen wir:

Heut schleußt er wieder auf die Tür
zum schönen Paradeis.
Der Cherub steht nicht mehr dafür,
Gott sei Lob, Ehr und Preis.
(Nikolaus Herman, 1500–1561)

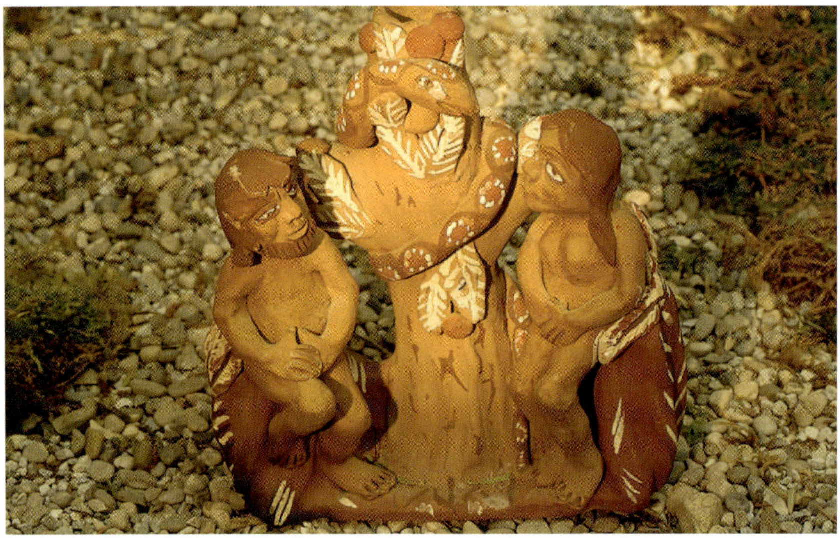

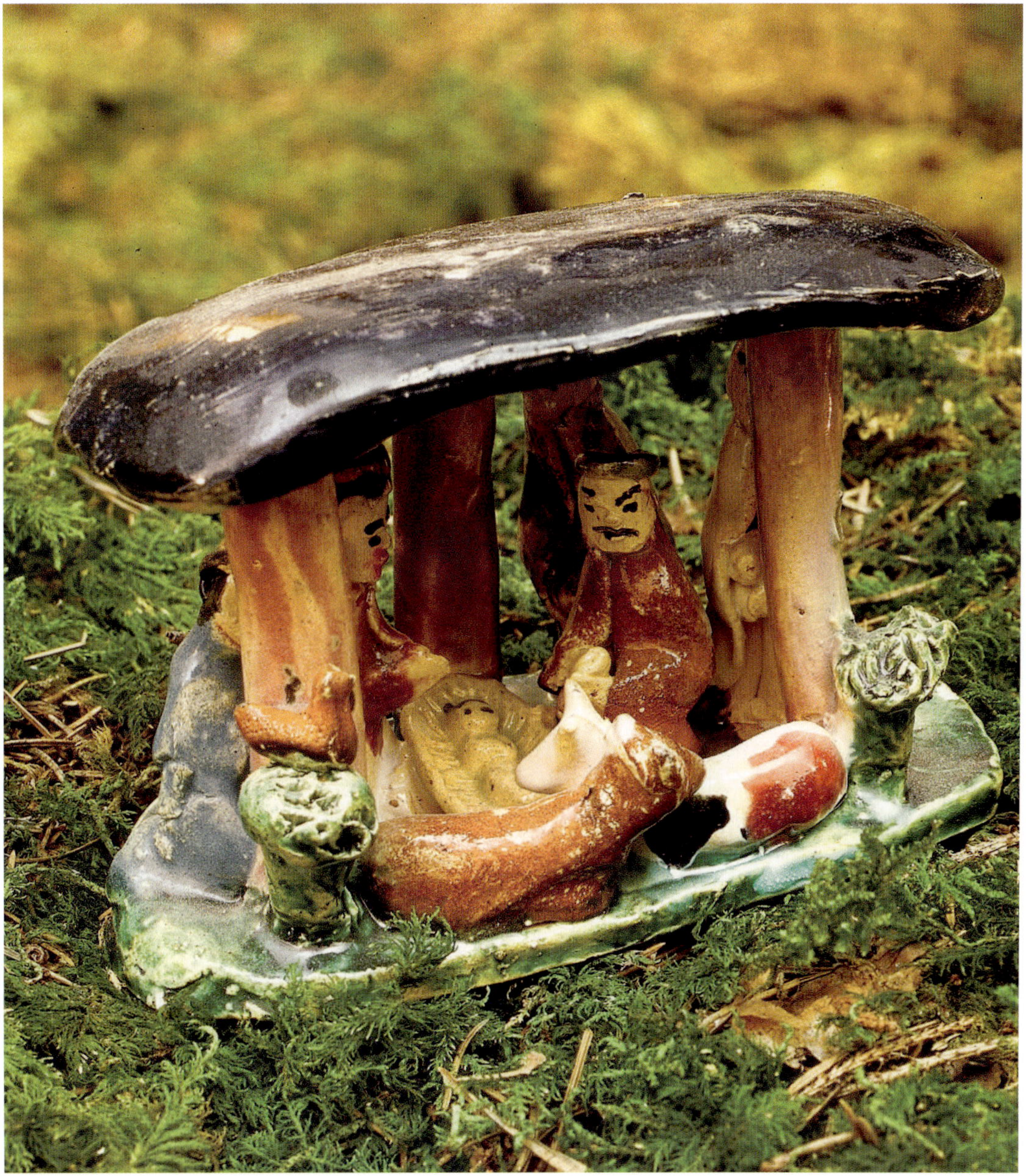

Beginn in Bayreuth

Meine persönliche Krippengeschichte beginnt im elterlichen Pfarrhaus in meiner Heimatstadt Bayreuth. In der guten Stube war unter dem Christbaum die Krippe aufgebaut mit ganz schlichten, einfachen Figuren aus Pappmaché. Sie wirkten fast etwas kitschig. Aber ein wenig Kitsch an der Krippe darf schon sein. Bisweilen gefällt es Gott, die Herzen seiner Menschenkinder auch so zu erobern. Bei meinem Kinderherzen ist ihm das gelungen.
Den Stall haben meine Eltern 1920, kurz nach dem Ersten Weltkrieg, bei der Herrnhuter Brüdergemeinde gekauft. Die Herrnhuter Adventssterne sind heute noch weltweit bekannt. Es ist ein windiger Stall. Das Dach besteht aus Strohhülsen, wie sie früher die Weinflaschen umhüllten.
Die erste Krippe meines Lebens hat mich bis in meine Jugend- und Studentenzeit begleitet, vor allem auch in den bitteren Jahren 1944 und 1945. Da war beim weihnachtlichen Festessen Schmalhans

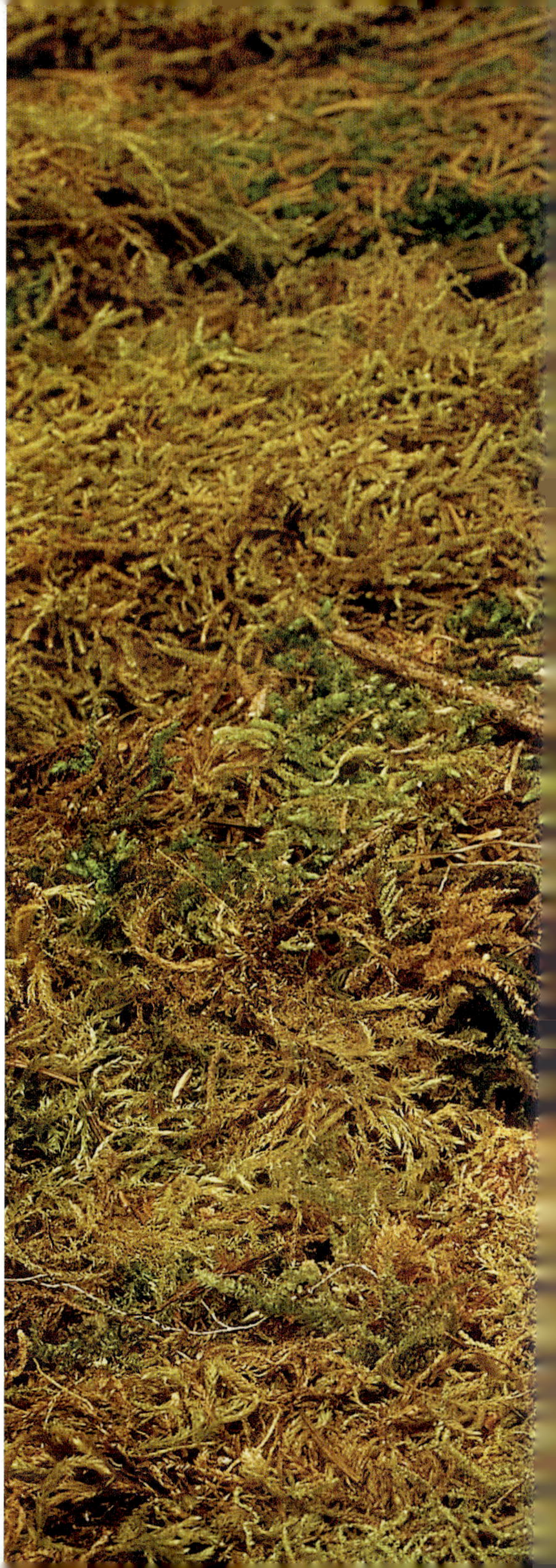

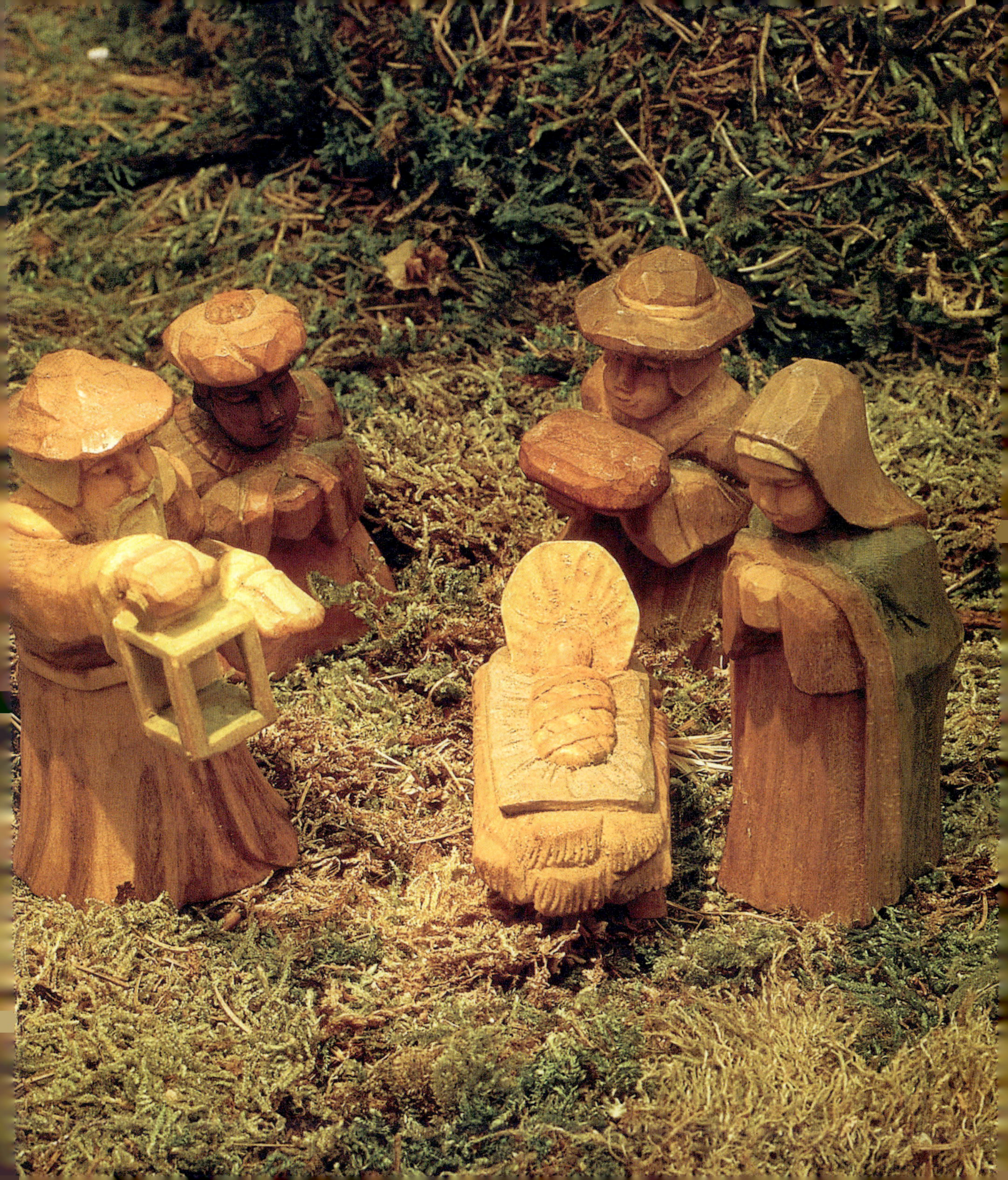

Küchenmeister. Vieles fehlte damals, aber eines fehlte nicht: Der Christbaum war da, und die Krippe war da. Sie brachten Licht aus der Ewigkeit in das Dunkel der Zeit.

Dass in einem evangelischen Pfarrhaus eine Krippe zu sehen war, war damals recht ungewöhnlich – in Oberfranken zumal. Krippen galten als katholisch. Als mein Vater in der evangelischen Stadtkirche eine wunderschöne handgeschnitzte Krippe aus Oberammergau aufstellen ließ, erregte das Verwunderung und Aufsehen, aber doch auch Freude. Inzwischen haben sich die ökumenischen Zeiten glücklicherweise gründlich geändert.

Bescheiden wie der Stall und die Figuren war auch der Krippenaufbau. Über einen Koffer war eine Decke gebreitet, auf der ohne alle sonstigen Zutaten die Figuren und der Stall standen. Meine Diakonissen-Schwester und ich wollten das ändern. So bauten wir eine kleine Landschaft mit Steinen aus dem Pfarrgarten und Moos aus dem Wald. Auf eine dunkelblaue Diakonissenschürze klebten wir goldene Sterne, und fertig war der gestirnte Himmel. Meine Eltern standen unseren Krippenbaukünsten zunächst recht skeptisch gegenüber. Aber dann hat es ihnen doch gefallen, und meiner Schwester und mir sowieso.

Hochzeit mit der Krippe

Zu unserer Hochzeit schenkte uns die Münchner Bildhauerin Ruth Speidel eine Heilige Familie, in Terrakotta geformt und zart bemalt. Wir kannten Frau Speidel gut, sie lebte in unserer Bogenhausener Gemeinde. Für unsere Dreieinigkeitskirche hatte sie aus Marmor die Kanzel und den Taufstein geschaffen, eine überlebensgroße Heilige Familie und eine wunderschöne Krippenlandschaft, die sie jedes Jahr mit Liebe und Kunstsinn selbst aufbaute.

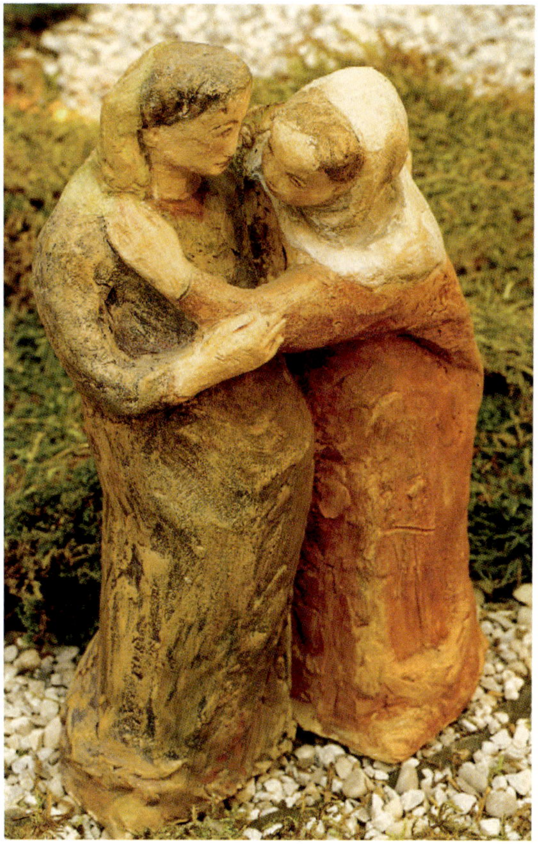

Ruth Speidel, 1916 in München geboren, hat schon als achtjähriges Kind Krippenfiguren aus Wachs modelliert. Der Kinderkrippe folgten die Krippen der erwachsenen Künstlerin, wertvoll und liebevoll gearbeitet, mit Kreativität und Fantasie, in biblischer Genauigkeit, künstlerischer Freiheit und in persönlicher Frömmigkeit. Sie ist davon überzeugt, dass der Mensch etwas braucht, das größer ist als er selbst.

Ihr Glaube, der ihr geholfen hat, manche Prüfungen auszuhalten, war und ist für sie »die Senkrechte zu meinem Herrgott«. Der hat sie mit seiner schöpferischen Kreativität begnadet, nicht nur für Krippenfiguren, sondern auch für Skulpturen, Kirchen- und Denkmalskunst in Holz, Stein und Bronze.

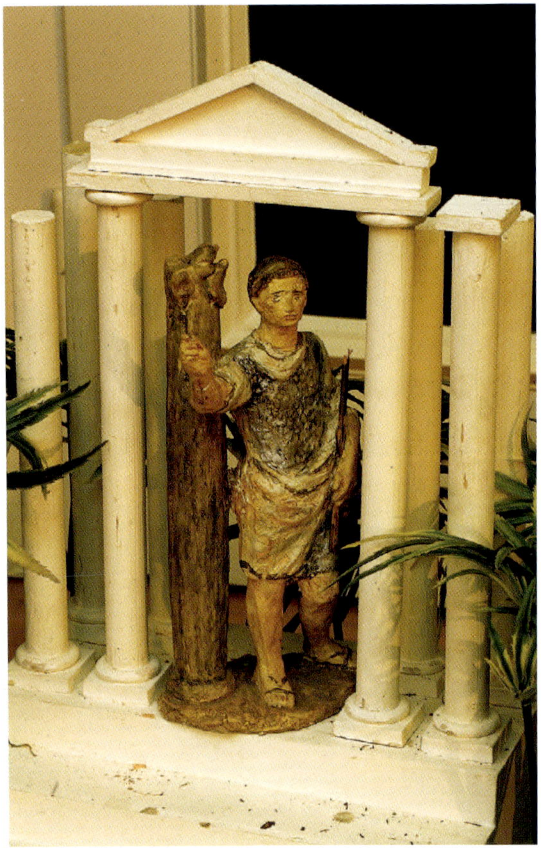

Die Heilige Familie war eines unserer schönsten Hochzeitsgeschenke. In Maria und Joseph erkannten meine Frau und ich uns selbst wieder und hofften darauf, dass auch wir ein Kind in Windeln würden wickeln können. Das Geschenk hatte eine längerfristige Folgeerscheinung. Denn jedes Jahr haben wir uns eine neue Figur geleistet: die Hirten, Ochs und Esel, ein Kamel, einen Elefanten und viele Schafe, die Weisen aus dem Morgenland, den Kaiser Augustus und den König Herodes, die Verkündigung der Maria, die Begegnung von Maria und Elisabeth, Simeon und Hanna, die Flucht nach Ägypten, den zwölfjährigen Jesus im Tempel, die Taufe Jesu, die Hochzeit zu Kana, die Heilung eines Blinden, die Verklärung Jesu – alles Darstellungen der Geschichten, die die Advents-, Weihnachts- und Epiphaniaszeit prägen. Es war immer spannend, mit der Künstlerin zu diskutieren, wie die Figuren aussehen sollten, den biblischen Berichten getreu und künstlerisch gekonnt in Szene gesetzt. Mein Wunschtraum war, alle biblischen Geschichten, die uns von Weihnachten bis Pfingsten über Jesus erzählt sind, wie in einer Jahreskrippe ins Bild zu setzen. Aber dieser Traum blieb ein Traum.

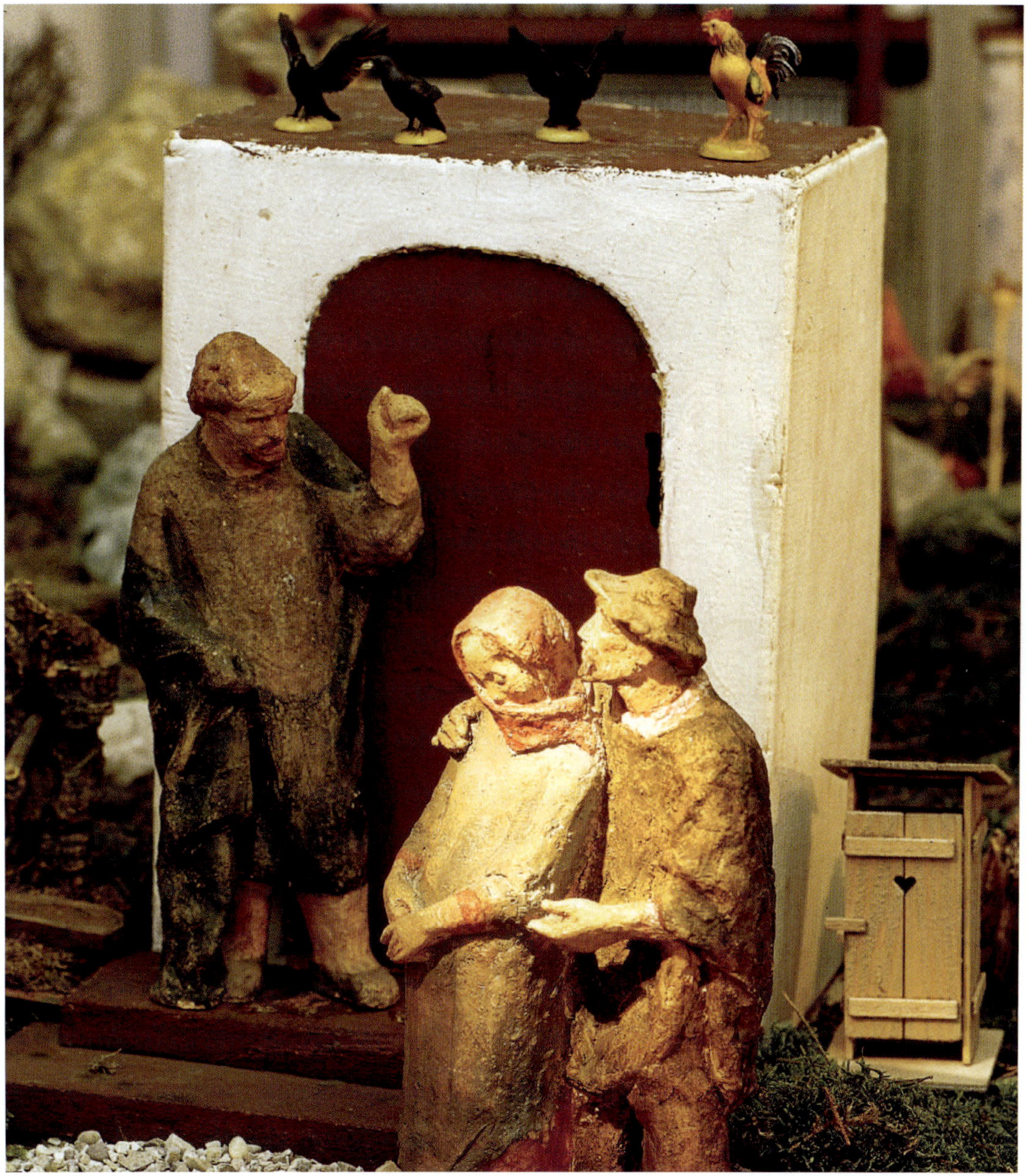

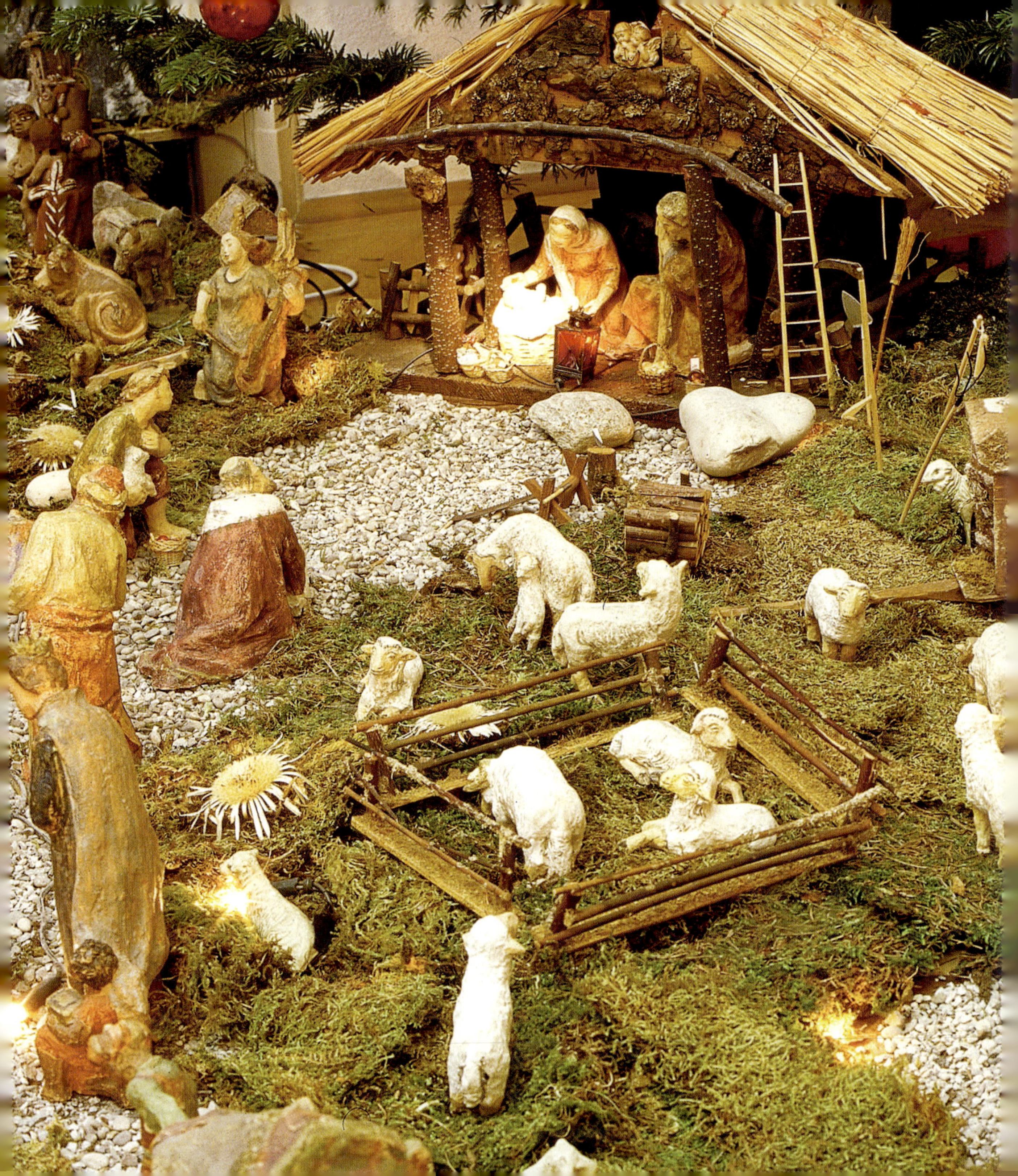

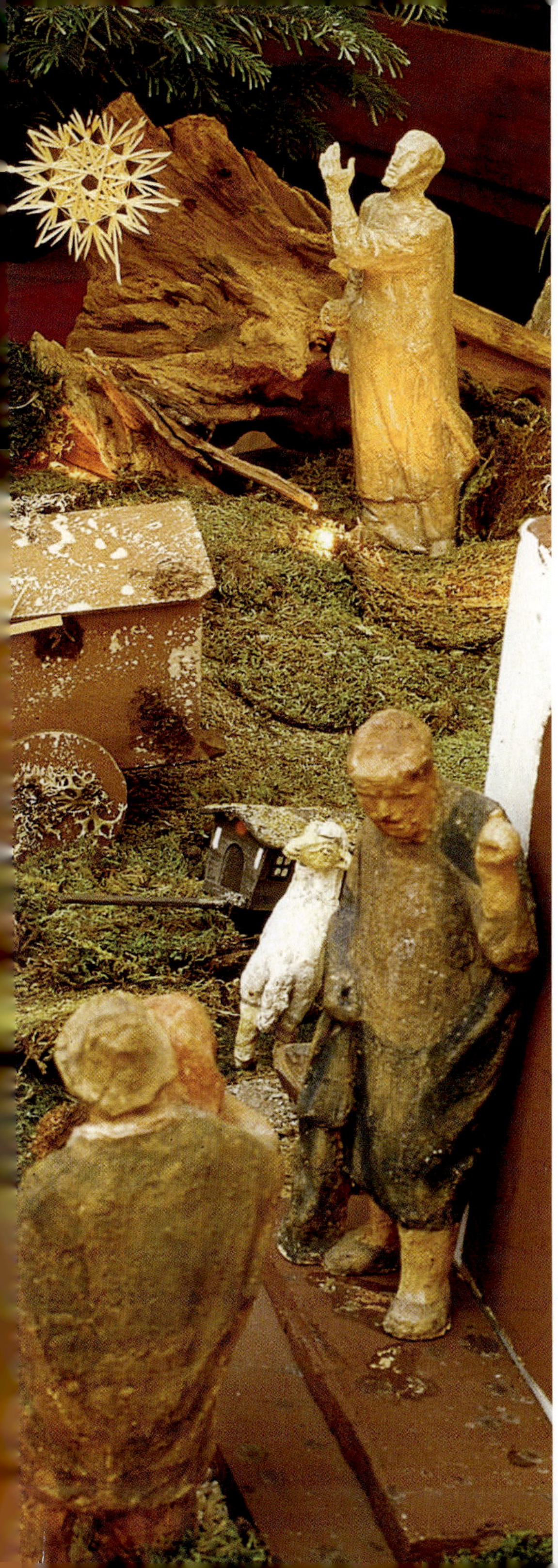

Krippenaufbau

Drei Tage vor dem Heiligen Abend bauen wir unter dem bereits geschmückten Christbaum die große Krippe auf. Acht Quadratmeter misst sie und erstreckt sich über zwei Zimmer. Da wird es eng in der Wohnung, und der Raum in unserer Herberge wird kleiner wie einst in Bethlehem. Neben der Predigtarbeit ist der Krippenbau meine liebste vorweihnachtliche Beschäftigung. Sie macht Arbeit und auch Dreck, aber sie bereitet vor allem Freude und Glück; und wenn sie etwas beschwerlich ist und mit einer Art kleinem »Umzug« verbunden – die Wanderung von Bethlehem nach Nazareth und die Flucht nach Ägypten waren schließlich für Maria, Joseph und das Kind auch keine touristischen Lustreisen, sondern ein mühseliges Abenteuer.
Der Krippenaufbau ist Familienangelegenheit. Natürlich ist meine Frau dabei. Sie ist von meiner Freude angesteckt und versteht es, Krippengestaltung mit Hausfrauentätigkeit zu kombinieren. Meine beiden über 40-jährigen Söhne lassen es sich ebenfalls nicht nehmen, alljährlich mit dabei zu sein. Sie kümmern sich um

die handwerklichen und technischen Dinge; denn ohne sie wäre ich mit meinen zehn Daumen hoffnungslos verloren. Neuerdings beteiligen sich auch die Enkel mit Feuereifer an der Sache. Ich freue mich, wenn Krippenbegeisterung von Generation zu Generation vererbt wird, auch wenn die Kleinen zunächst am meisten vom lodernden Hirtenfeuer, vom plätschernden Brunnen oder vom Klohäusel fasziniert sind.

Zunächst muss ein stabiler Unterbau hergestellt werden, auf dem man dann die Landschaft gestaltet. Einige der dabei verwendeten Steine stammen noch aus dem elterlichen Pfarrgarten, andere haben wir von Wanderungen mitgebracht, und meist erinnere ich mich genau, wo wir sie gefunden haben. Moos und Wurzelwerk dürfen nicht fehlen, Wege und Flüsse werden angelegt. Ein befreundeter Architekt hat die Häuser gezimmert. Liebenswerte Kleinigkeiten, auf den Kripperlmärkten erstanden, finden ihren Platz: Handwerkszeug für den Joseph, Geräte für die Landwirtschaft und natürlich Geschenke für das Kind. Endlich, nach mehreren Stunden, ist es dann so weit. Die Figuren halten Einzug. Wir haben es geschafft und sind etwas geschafft. Traditionellerweise stärkt uns dann eine Linsensuppe mit Würsteln und Sekt. Auch das gehört zur Krippe, für uns wenigstens.

Zugegeben, in meiner Krippe stimmt es mit den Maßen und Größen nicht. Die kleine Brücke könnte den großen Elefanten nie tragen. Der Schäferkarren ist für die Hirten viel zu klein. In »Gleichzeitigkeit des Ungleichzeitigen« stehen die Figuren von Adam und Eva über die Propheten bis zur Verklärung Jesu beieinander. Raum und Zeit, die Kategorien unserer Welt, verschwimmen, ja, sie scheinen schon vergangen zu sein. Weil mit der Krippe der Himmel auf die Erde gewandert ist, leuchtet jetzt schon die Ewigkeit in die Zeit, »dass uns werde klein das Kleine und das Große groß erscheine«. Das, was am Christfest geschehen ist, umfasst eben Himmel und Erde, Räume und Zeiten, Vergangenheit, Gegenwart und Zukunft.

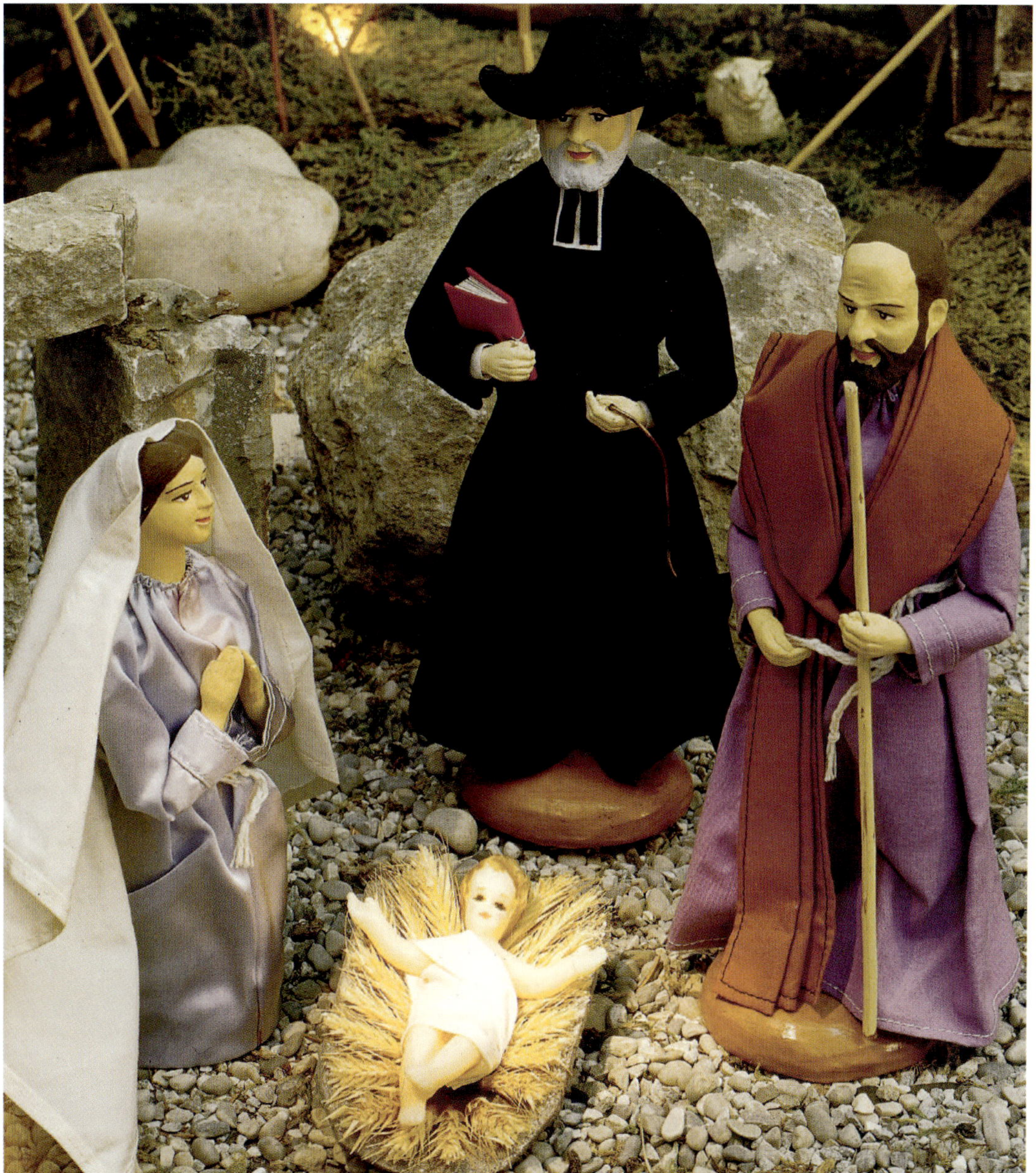

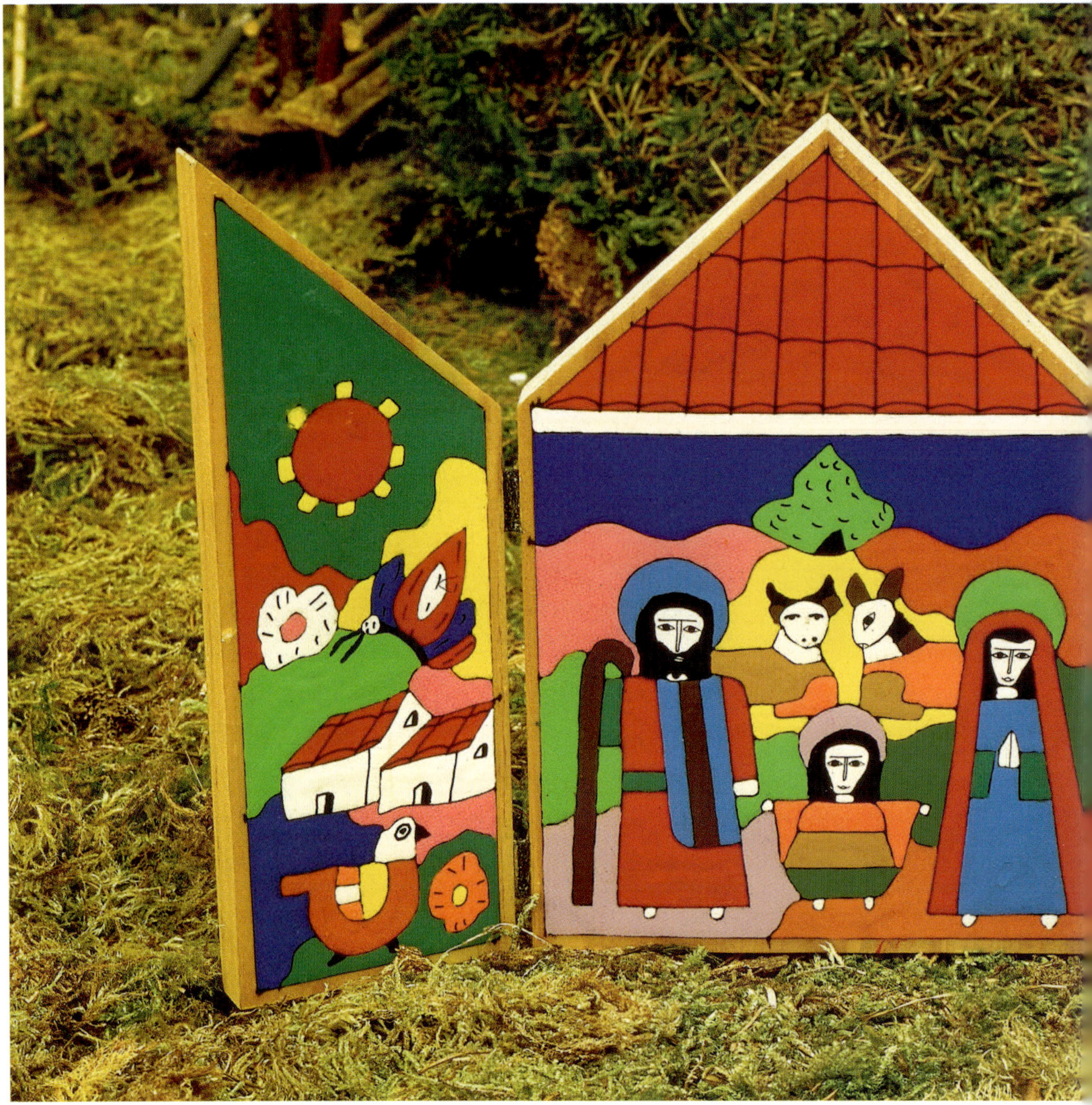

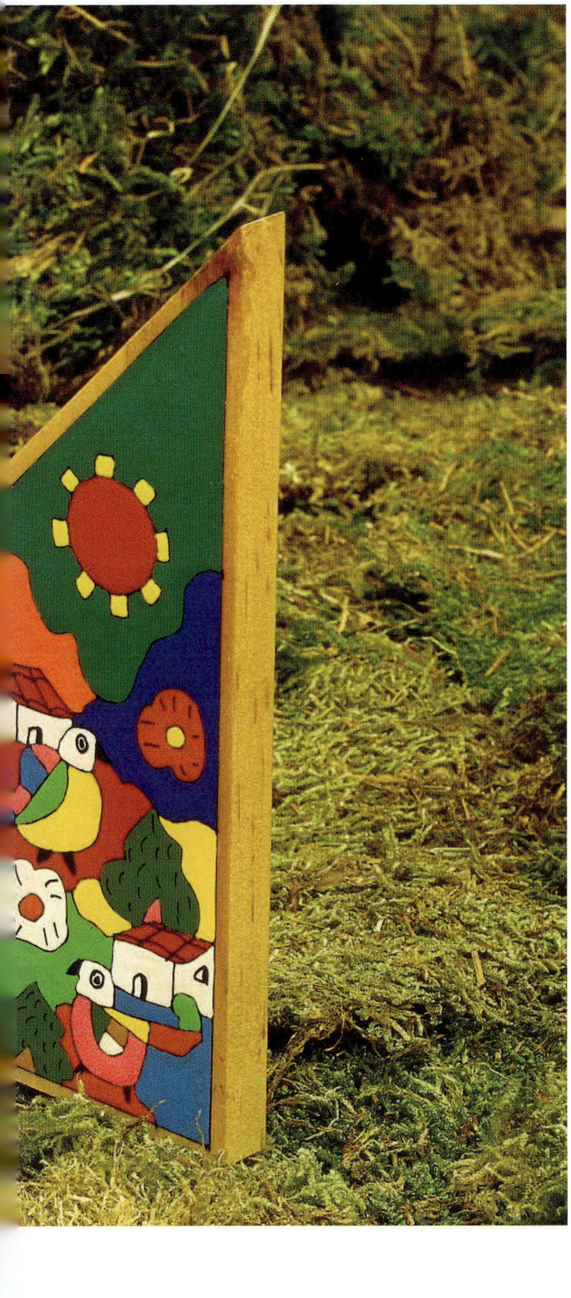

Krippen-sammlung

Irgendwann hat mich die Sammelleidenschaft gepackt. Es ist nicht bei einer Krippe geblieben. Meine Freunde sagen, ich hätte einen Krippenspleen. Diesen Vorwurf nehme ich gerne in Kauf. Es gibt Schlimmeres. Ich freue mich sogar, wenn ich andere mit meinem Spleen anstecken kann.

So habe ich mir im Lauf der Jahre etwa achtzig Krippen erstanden – groß oder klein, mit nur einer oder mehreren Figuren, billiger und teurer, künstlerisch, kunstgewerblich und manchmal etwas kitschig. Ich habe sie auf den Kripperlmärkten erworben oder von Urlaubs- und Dienstreisen im Ausland mitgebracht. Meine Kinder und manche Freunde beglücken mich mit Mitbringseln von ihren Reisen. Gute Freunde sind glücklich zu wissen, womit sie mir und meiner Familie eine Freude machen können. Antiquitäten habe ich nur wenige, aber auch die Novitäten sind dazu angetan, die gute alte neue Mär zu verkündigen. So ist der Wert meiner Sammelstücke ganz unterschiedlich. Aber entscheidend sind nicht Geld- oder Kaufwert, sondern der Liebhaberwert, und der ist unbezahlbar. Was einst in der Krippe geschah, hat eine Welt in Bewegung gebracht. Als das Gebot von dem Kaiser Augustus ausging, war ein ganzes Imperium auf den Beinen, wie das Gesetz es befahl. Auch die altvertraute Weihnachtsgeschichte ist alles andere als ruhig und besinnlich. Da herrscht ein Kommen und Gehen von Menschen und das Auf und Ab der himmlischen Heerscharen. Die Hirten gehen nach Bethlehem, weise Männer aus dem Morgenland reisen zweitausend Kilometer durch die Wüste, Maria und Joseph sind unterwegs – und ein Kind ist unterwegs. Was damals in einem kleinen Nest am äußersten Rand des römischen Weltreiches begann, was sich über dreißig Jahre im jüdischen Land fortsetzte, hat Geschichte gemacht: die Geschichte nach Christi Geburt. Was damals geschehen ist, hat unsere Welt in Bewegung gebracht, geprägt und auch verändert. Gott selbst hat sich aufgemacht vom Himmel auf die Erde, damit es unter uns freundlicher, friedlicher und heller würde. Die Krippenkunst rund um die Welt ist ein Echo auf die Bewegung, die Gott in Bethlehem ausgelöst hat.

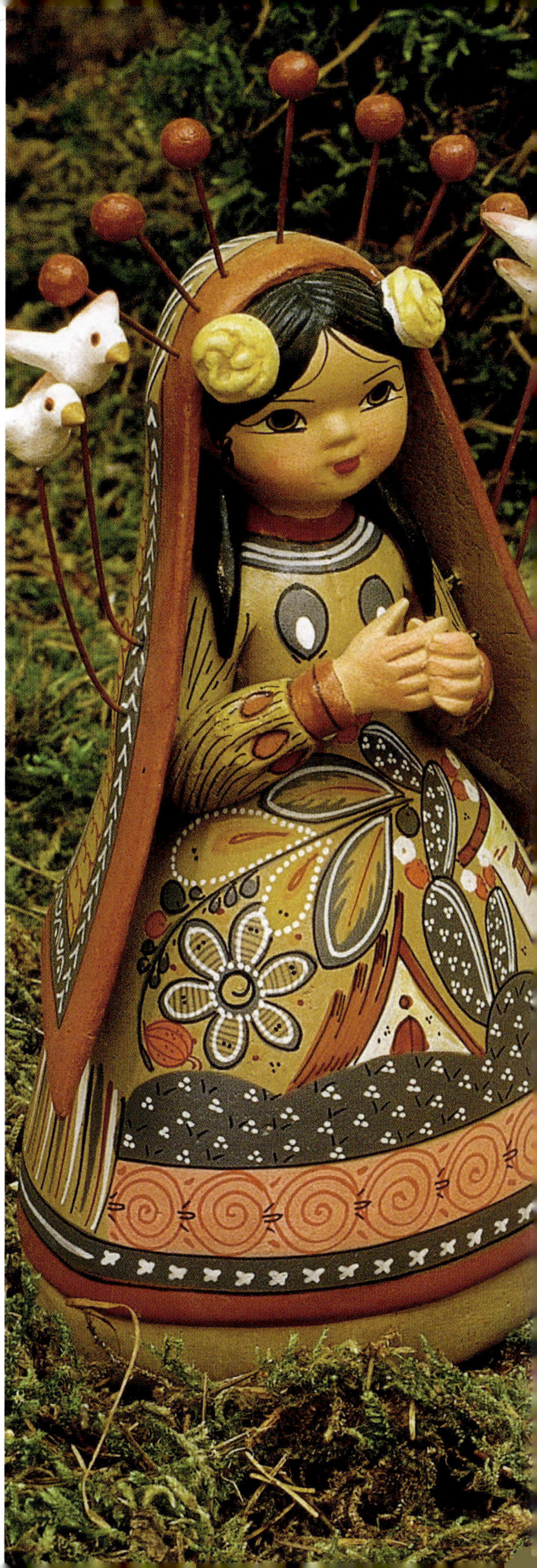

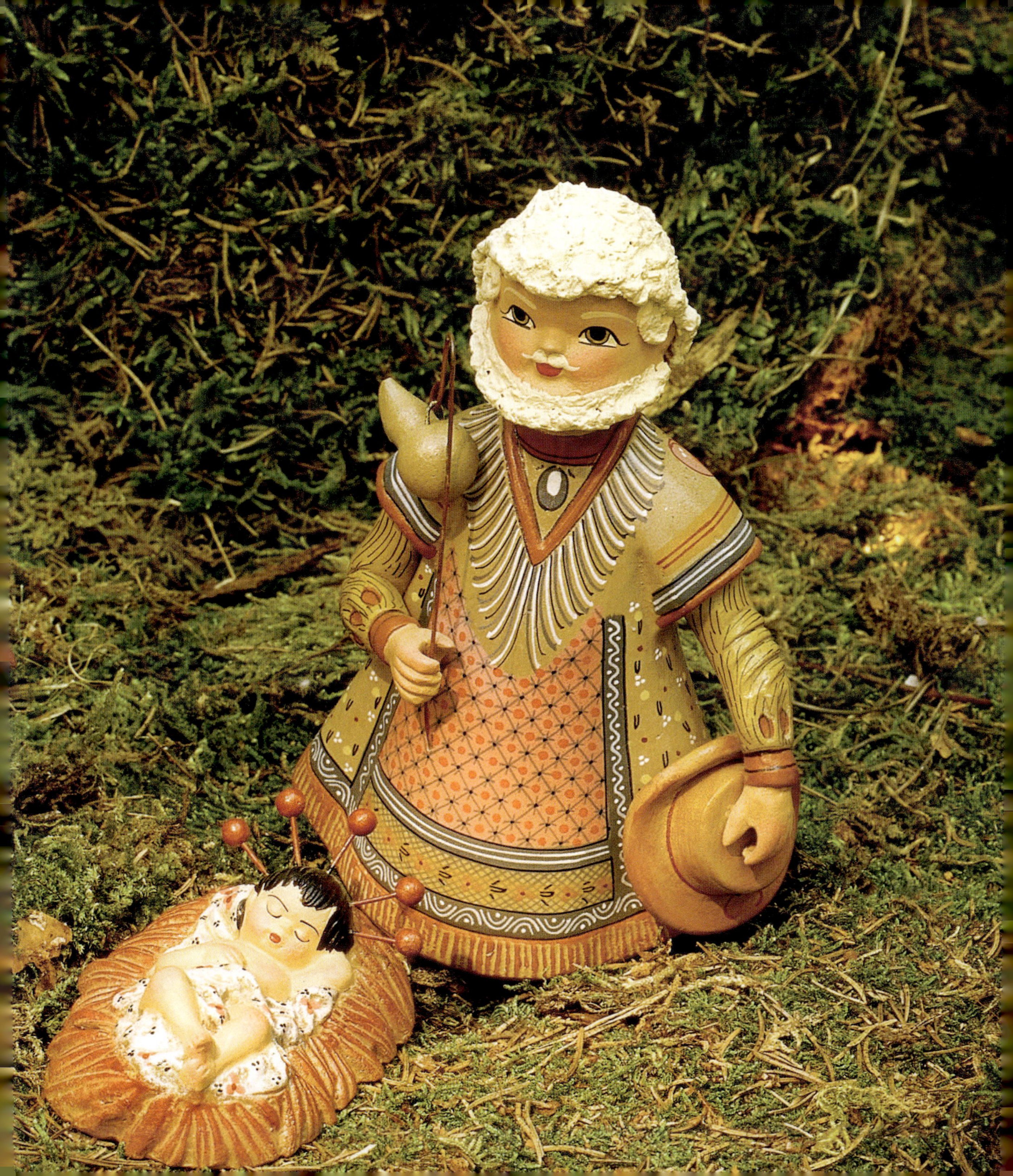

Kripperlschauen im Krippenmuseum

Vom Ersten Advent an ist unsere Wohnung ein kleines, aber hoffentlich feines Krippenmuseum. Da muss zunächst einiges umgeräumt und aus den Bücherregalen ausgeräumt werden, damit Platz wird für die vielen Krippen aus vieler Herren Länder. Natürlich sind die geschnitzten Figuren aus Oberammergau, Südtirol und dem Erzgebirge vertreten. Schwaben, die Oberpfalz und Oberfranken, das lustige Völkchen aus Neapel, der Provence, Spanien und Korsika lassen grüßen. Wie ein kleiner Hausaltar wirken die Arbeiten aus Portugal und Mexiko. Die Kirche von Krakau ist aus Silberpapier nachgebildet. Traurig, fast finster wirken die Figuren aus Polen. Mit Maisstroh wird in Jugoslawien gearbeitet, mit Bronze im afrikanischen Burkina Faso (früher Obervolta). In hellen, fröhlichen Farben verströmen die Krippen aus Mittel- und Südamerika die große Freude, die allen Völkern widerfahren soll: aus Brasilien, Kolumbien, Peru und immer wieder Mexiko. Billiger Rupfen als Material erinnert uns an die Verhältnisse in Somalia, einem der ärmsten Länder der Welt. Die Figuren sind bemalt oder unbemalt, aus Holz und Terrakotta, aus Stoff, Glas, Zinn oder aus Papier. Die große Freude bedient sich eben aller möglichen Materialien, Farben und Stilrichtungen.

Besonders ans Herz gewachsen ist mir eine schwarze Krippe, die ich aus Tansania mitgebracht habe. Ich sehe die Makonde-Schnitzer am Stadtrand von Daressalam in ihren armseligen Hütten sitzen und arbeiten. Für mich stehen sie stellvertretend für alle Menschen aus der Dritten und Vierten Welt. Verhärmt, traurig und arm sehen die Figuren, die Hirten und Könige, aus. Dennoch bringen sie ihre bescheidenen Gaben: Brot für das Kind. Ich will mich von den Armen nicht beschämen lassen, wenn ich Brot für die Welt reiche.

Wenn ich die schwarze Maria sehe, stehen mir die Frauen Tansanias lebendig vor Augen, wie sie in ihren ärmlichen Hütten kochen und ihre vielen Kinder hüten,

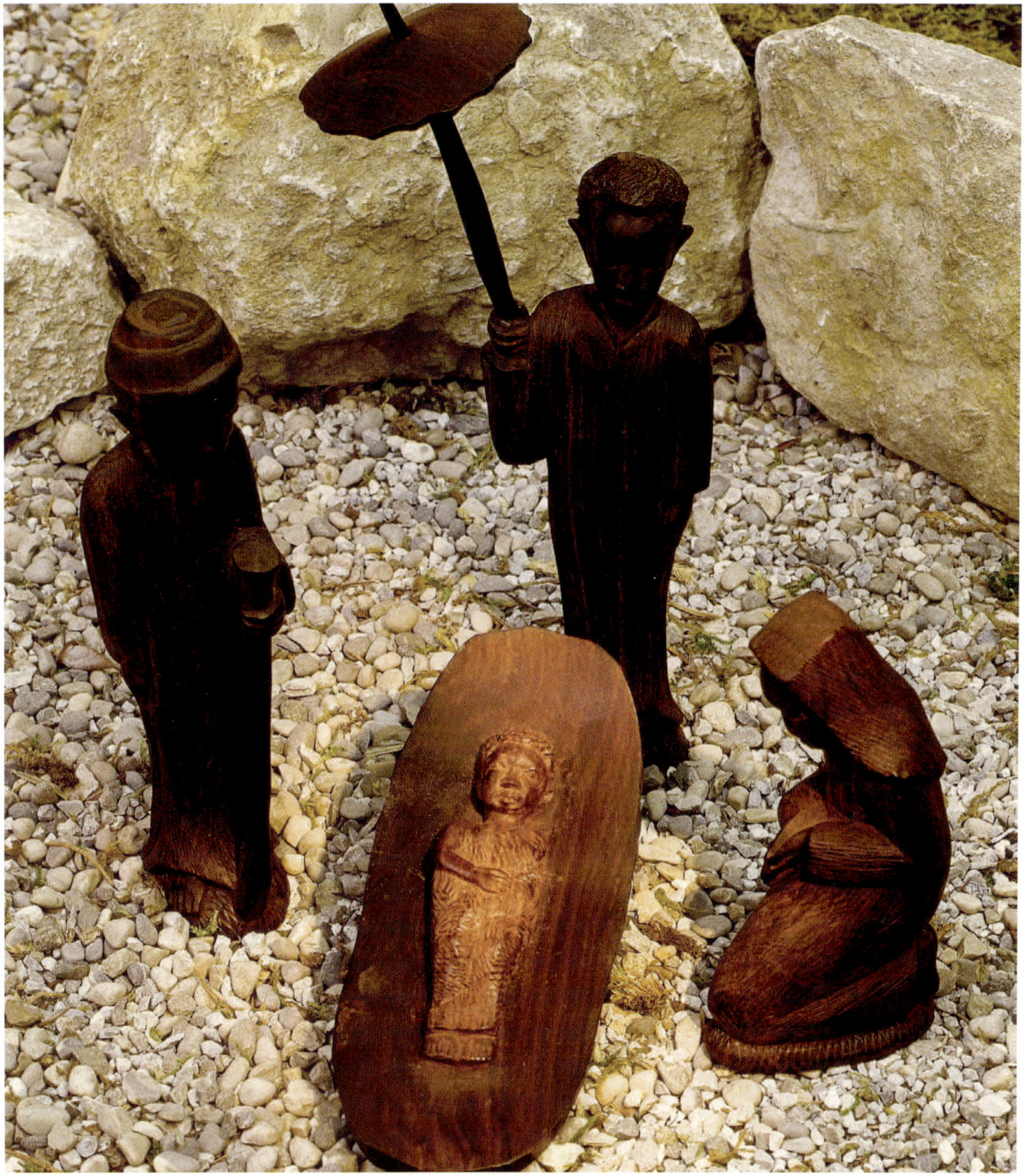

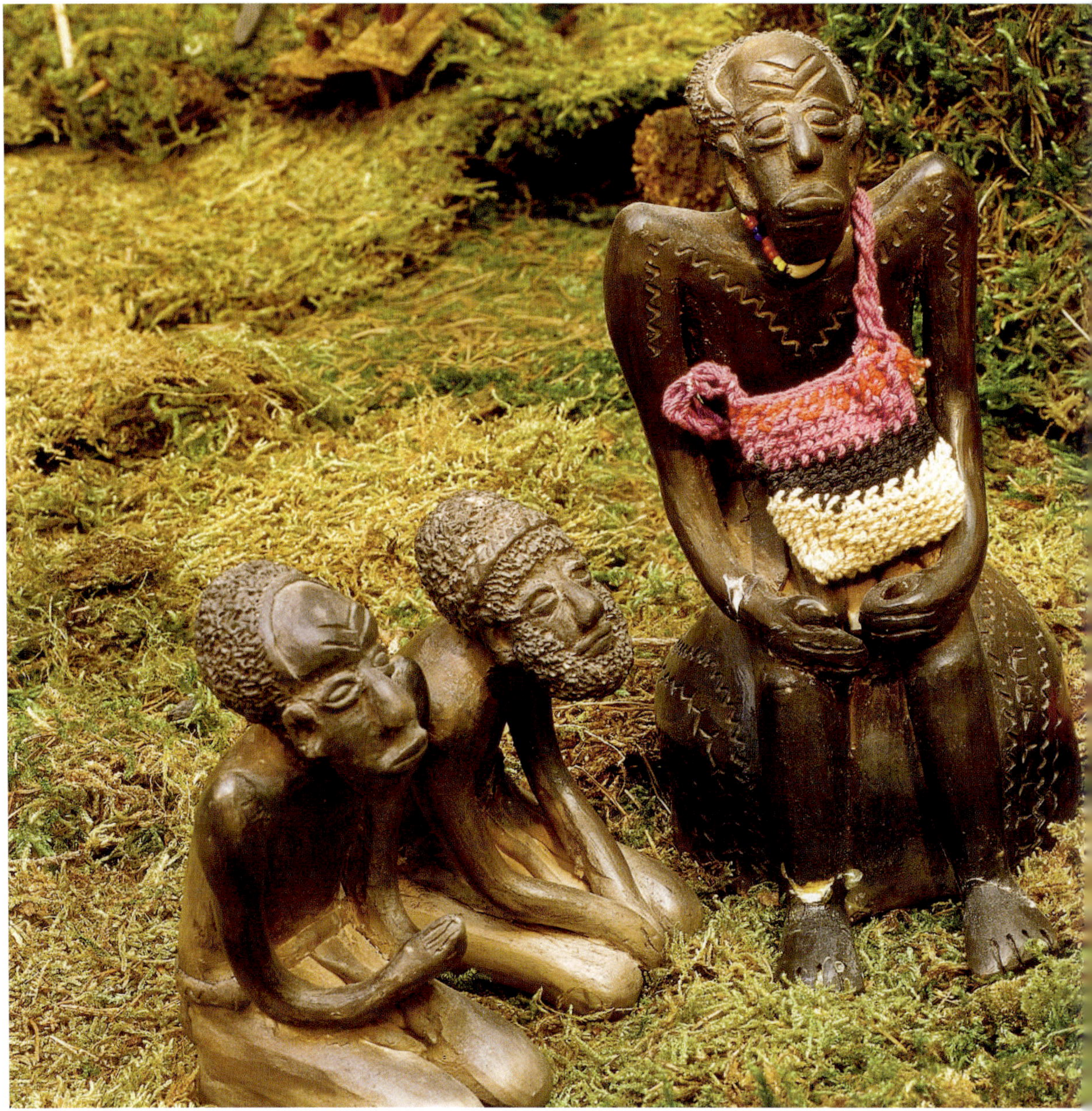

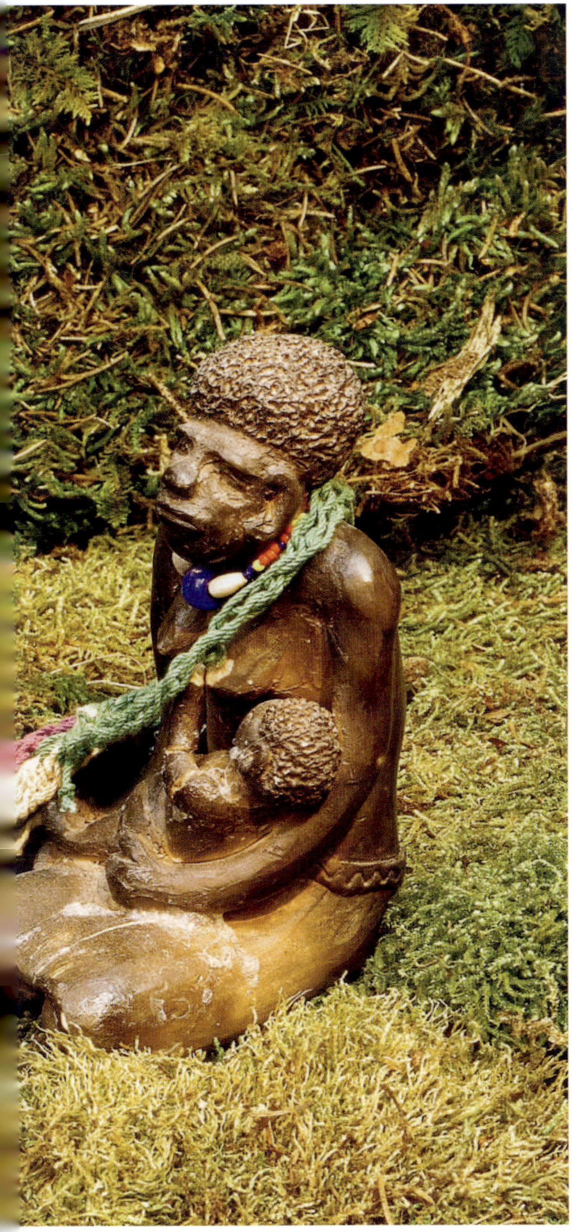

wie sie Schwerstarbeit auf dem Feld leisten, wie sie Körbe und Wasserkrüge auf dem Kopf jonglieren. Die Männer aber stehen oder gehen unbeschwert neben ihnen, ohne einen Handgriff zu tun. Ganz harmlos fragte ich, warum sie nicht mit anpackten. Sie antworteten, sie hätten Wichtigeres zu tun. Als ich mir erlaubte zu fragen, was das sei, meinten sie, sie müssten beratschlagen oder auch Krieg führen. Na also, dachte ich mir, so ist das mit den Männern, so kann es jedenfalls sein, nicht nur in Afrika.

So denkt auch der große Häuptling aus der Krippe in Neuguinea, der sich als die Hauptfigur fühlt. Immer haben wir Männer Wichtigeres zu tun. Dabei tun die Frauen Lebenswichtiges, sie tun etwas für das Leben. Menschlich gesprochen, verdanken wir unseren Müttern das Leben. So war's auch mit Maria und ihrem Jesuskind.

Auf diese Weise rückt mir dank der Krippen die ganze Welt in meiner Wohnung nahe. Vieles, was mich bewegt, was ich in der Zeitung lese oder in der Tagesschau sehe aus aller Welt, kann ich vor den Krippen aus aller Welt meditieren. Immer wieder denke ich dann auch an das Heilige Land, in dem es leider immer noch so unheilig zugeht. Ich erinnere mich, wie

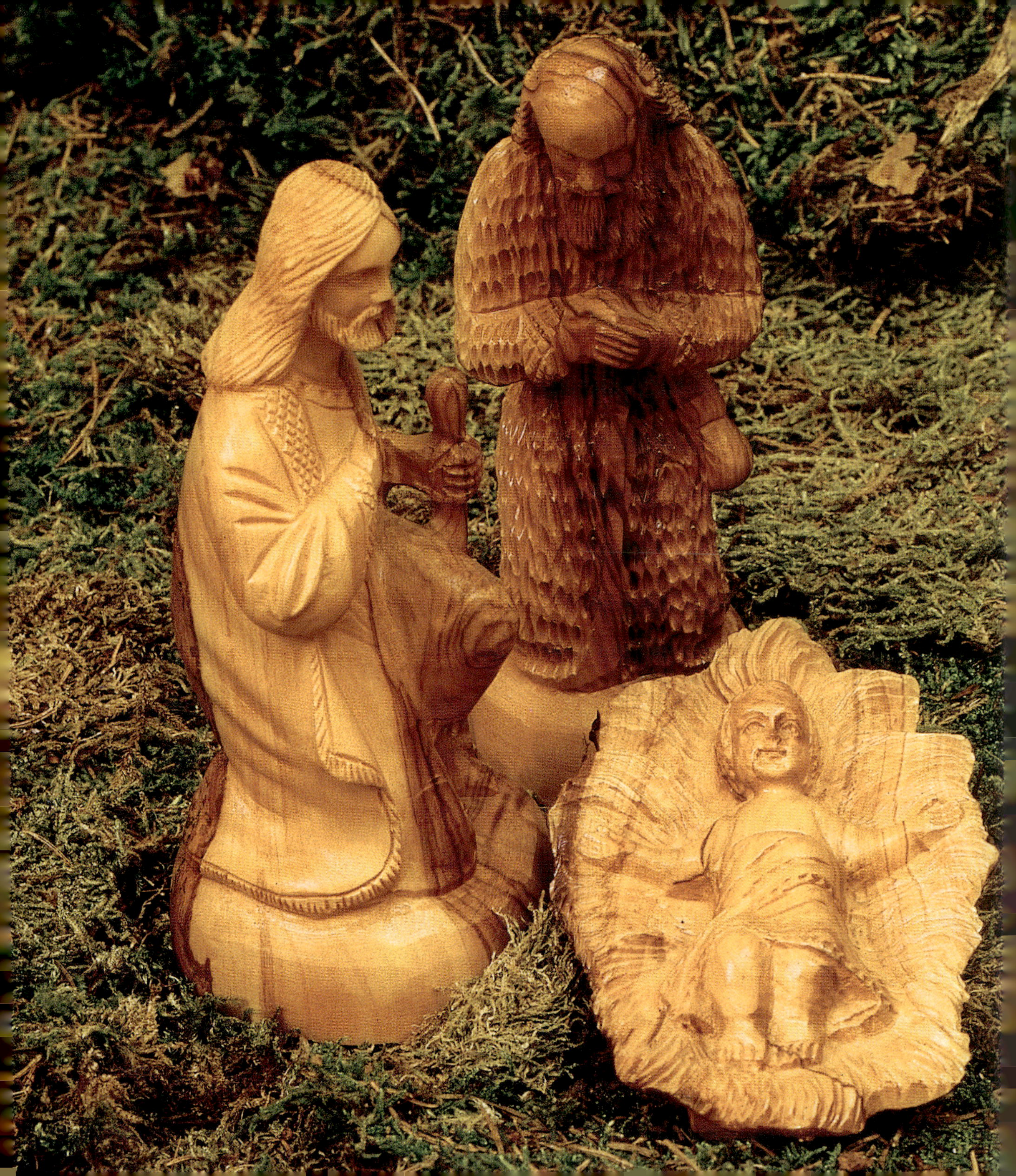

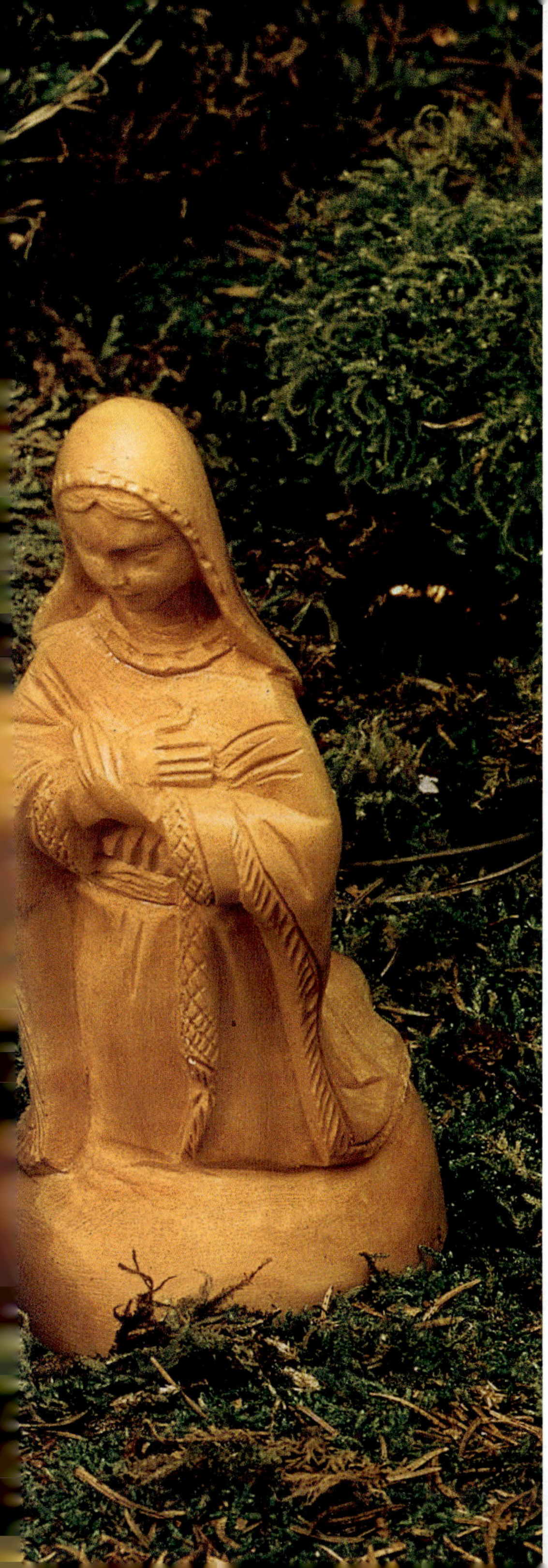

ich in der Geburtskirche und auf dem Hirtenfeld von Bethlehem das Lukasevangelium für die Menschen gelesen habe. Und wenn ich dann die aus uraltem Olivenholz geschnitzten Figuren der Krippe ansehe, die ich in Bethlehem gekauft habe, überlege ich, ob der Olivenbaum vielleicht einmal zu Jesu Zeiten im Garten Gethsemane gestanden hat.
In der Weihnachtszeit sind viele Menschen unterwegs zum Kripperlschauen. Sie gehen in die Kirchen und Museen. So kommen viele mit dem Weihnachtsevangelium in Berührung, die mit der Kirche sonst nicht mehr viel anfangen können. Von der Krippe geht eine anziehende missionarische Wirkung aus. Darum freue ich mich über jeden, der zum Kripperlschauen in mein privates Krippenmuseum kommt.

Kripperlschauen in die Geschichte

Weihnachtskrippen setzen in Szene, was in und an der Krippe von Bethlehem geschehen ist. Die Krippe von Bethlehem hat nur eine Wurzel: *Es ist ein Ros entsprungen aus einer Wurzel zart*. Unsere Krippen haben viele historische Wurzeln, die ich aufzuspüren versuche. Im Geist gehen wir »Kripperlschauen in die Geschichte«.

Schon der Kirchenvater Origenes (185–254) erzählt, dass fromme Menschen zu der Geburtsgrotte in Bethlehem pilgerten. Die heilige Helena (257–336), die Mutter Kaiser Konstantins des Großen, hat die Verehrung der Geburtshöhle gefördert. Sie ließ Nachbildungen der Grotte herstellen für die römischen Kirchen.

Im vierten Jahrhundert ist auf frühchristlichen Sarkophagen das Jesuskind zu sehen, in Stein geritzt, in einem Korb oder Trog liegend, in Windeln gewickelt. Ochs und Esel haben sich dazugesellt, bald auch einige Hirten. Maria wird erst dargestellt, nachdem sie auf dem Konzil von Ephesus (431) als »Gottesgebärerin« anerkannt worden ist. Auch Joseph taucht erst im fünften Jahrhundert auf, immer schon als ein alter Mann, der nicht mehr so durfte, wie er wollte. Anfangs war das Jesuskind nackt, bald aber bedeckte man seine Blöße mit Windeln. Die altchristliche Leibfeindlichkeit und Abwertung der Sexualität machte auch vor dem Baby in der Krippe nicht Halt.

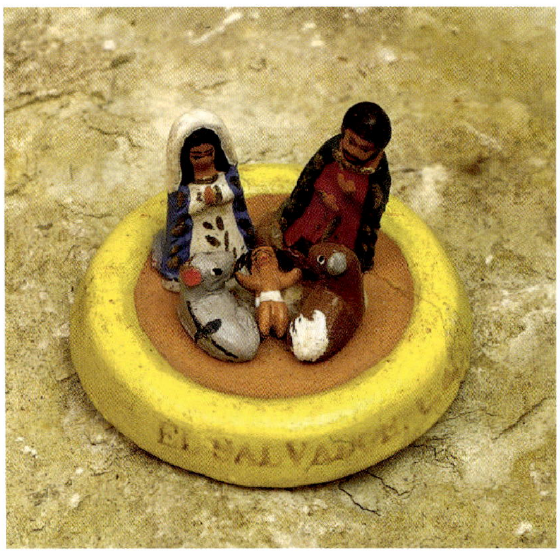

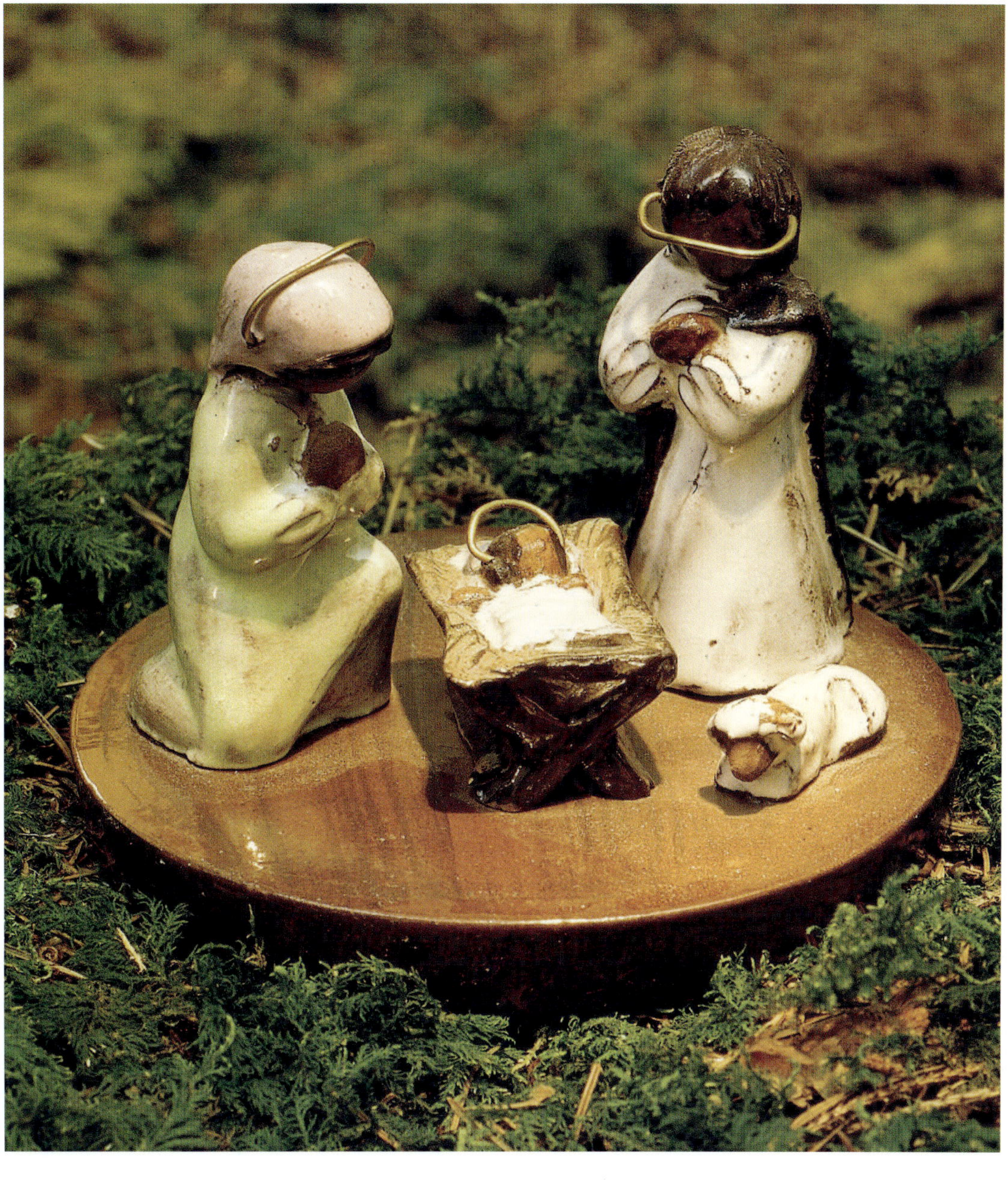

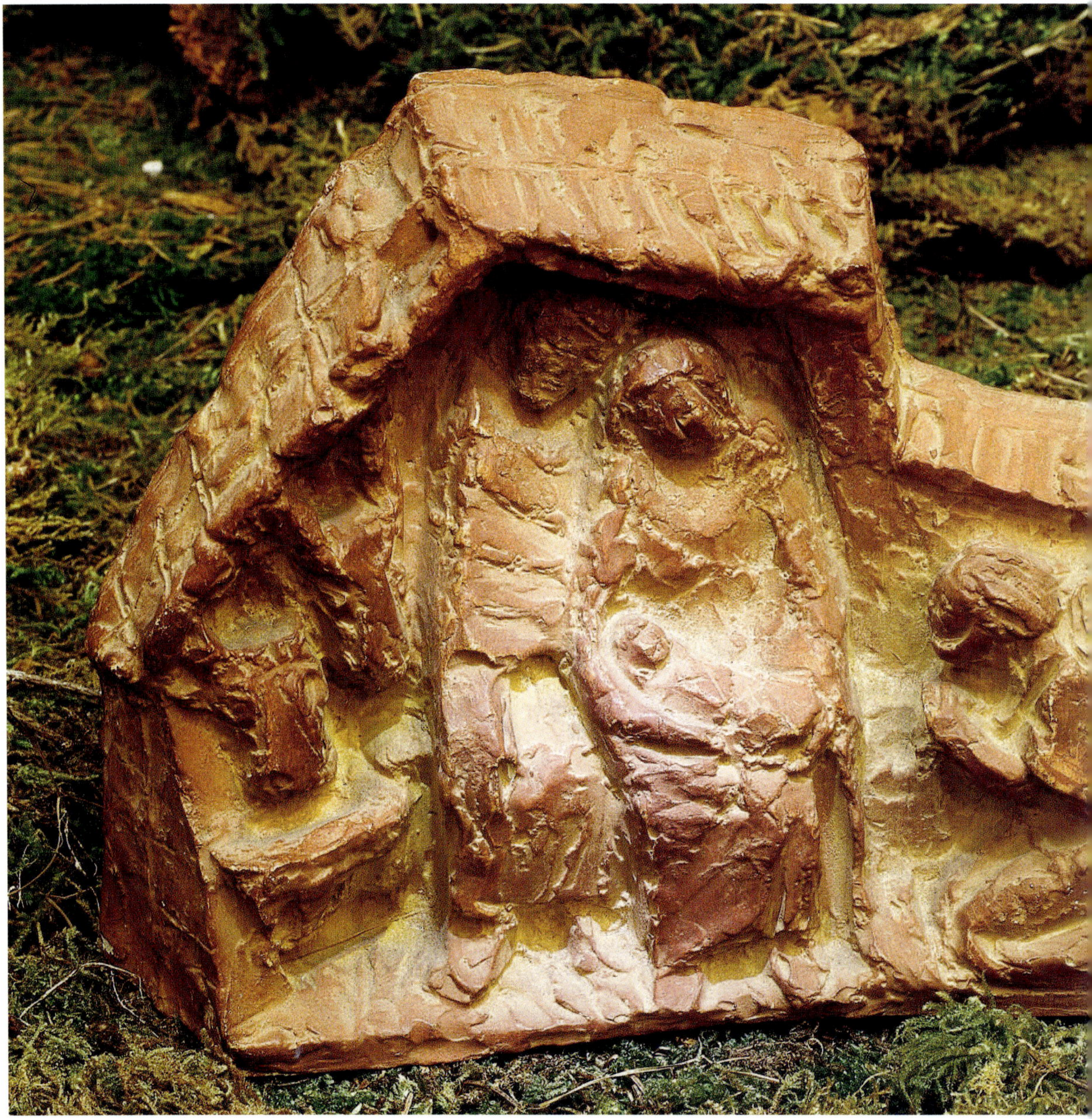

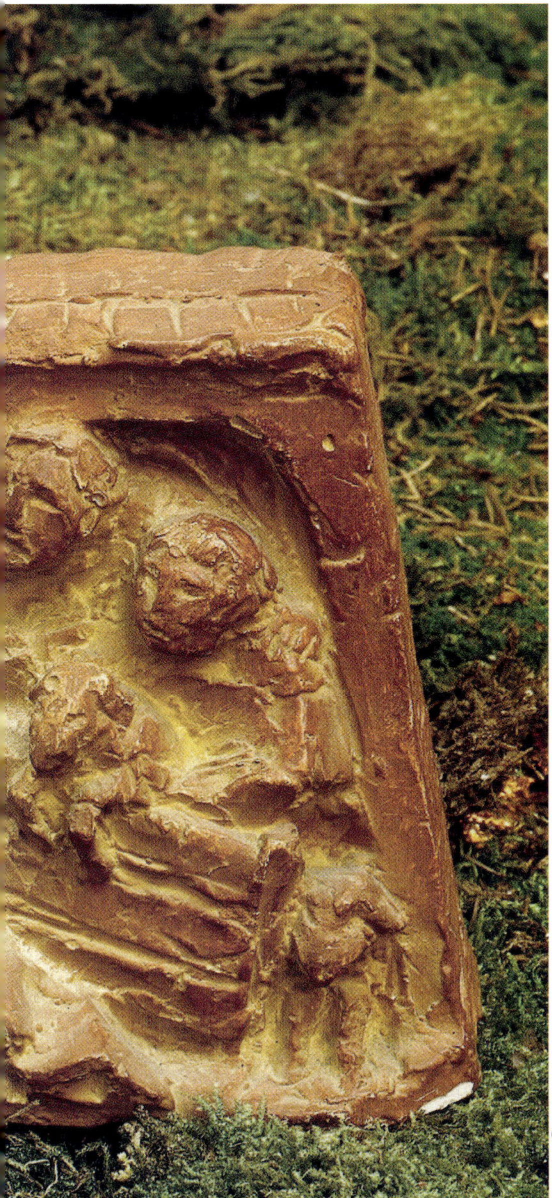

Weihnachts-spiele

Schon in altchristlicher Zeit wurden an den Weihnachtstagen in den Kirchen Weihnachtsspiele aufgeführt, heute würde man sagen Laienspiele. Ab dem zehnten Jahrhundert erfreuten sie sich großer Beliebtheit, weil sie das Geschehen von Bethlehem ganz lebensnah und anschaulich zeigten. Heute noch werden am Heiligen Abend in den Christvespern für Kinder Krippenspiele aufgeführt, die an die Anfänge der Krippengeschichte erinnern.

Vorläufer und Vorbilder unserer Krippen waren auch die gotischen Schnitzaltäre, kunstvoll gearbeitet von großen Schnitzern im Salzkammergut oder in Nord- und Südtirol.

Franziskus von Assisi und die Krippe

Die Visionen der heiligen Birgitta von Schweden (1303–1373) haben die mittelalterlichen Krippendarstellungen stark beeinflusst. Wie ein großes Lichterlebnis schaute sie im Geist die Geburt Jesu. In ihren »Offenbarungen« heißt es darüber: *Und als sie so stund im Gebet, da habe ich gesehen bewegt werden das liebe Kindlein in ihrem Leib, und schnell in einem Augenblick hat sie geboren ihren Sohn, von dem so ein groß unaussprechlich Licht und Schein ausging, dass dem die Sonne nit wär zu vergleichen, und alsdann weinet das Kind und strecket seine Glieder und erzitterte vor Kälte und der Härte des Bodens, auf dem es lag.*

Als eigentliches Geburtsdatum der Weihnachtskrippe gilt die Feier, die Franziskus von Assisi im Jahr 1223 mit einigen Getreuen in einer Höhle feierte. Mitten im Wald begann er einen Stall zu bauen, ließ Heu, einen Ochsen und einen Esel dorthin bringen. Sie stellten eine Krippe auf, um das Jesuskind gewissermaßen zu sehen und ein neues Bethlehem zu erleben. Viele Hirten und Bauern, Handwerker und arme Leute kamen zum Stall. Sie haben Gaben gebracht, um dem Kind zu huldigen und um sie mit den Ärmsten zu teilen. Umgeben von seinen Brüdern, sang Franziskus das Weihnachtsevangelium des Lukas. Von Frömmigkeit durchdrungen, mit Tränen in den Augen und erfüllt von einer großen Freude stand er vor der Krippe. Nach dem Gesang des Evangeliums sagte Franziskus: »Brüder, dies ist das schönste aller Feste. Heute wurde Gott zu einem Kind, das an der Brust einer Frau seinen Hunger stillt.« Er war so ergriffen, dass er zu stammeln begann, wie es kleine Kinder tun. Da sah man in der Krippe ein wunderschönes Kind. Als der glückliche Franziskus es in seinen Arm nahm, schien es aus seinem tiefen Schlaf zu erwachen.

Im Jahr 1291 wurde in der römischen Basilika Santa Maria Maggiore die erste Krippe aufgestellt. Die Kreuzzüge ins Heilige Land hatten die Fantasie beflügelt. Wo

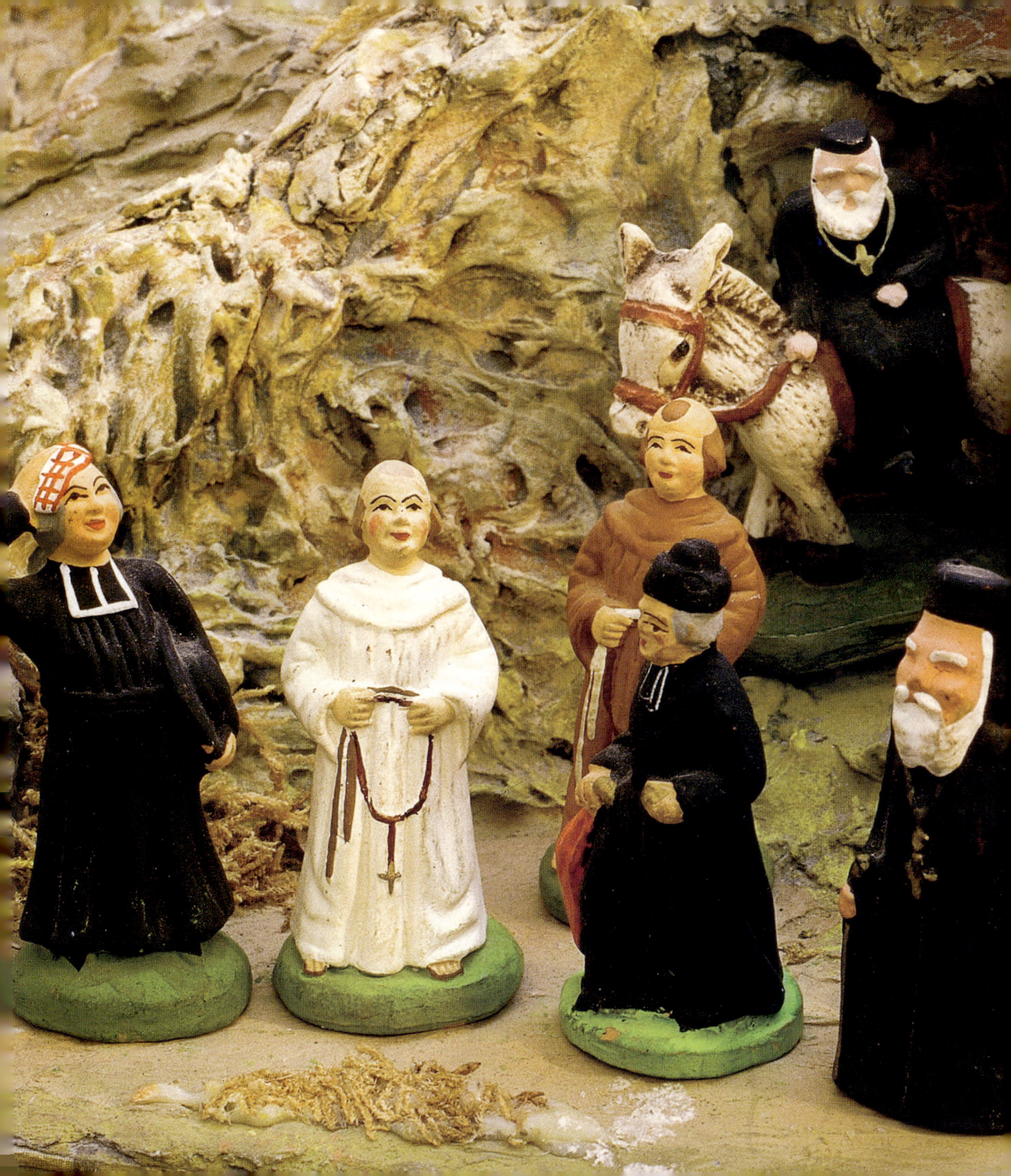

immer in Rom und anderswo Krippen in den Kirchen zu sehen waren, wurden die Menschen zu wahrer Begeisterung entflammt. Tausende strömten in die Gotteshäuser. Die nächtlichen Weihnachtsmessen erfreuten sich in Rom solcher Beliebtheit, dass die Begeisterung im Dunkel der Kirchen immer häufiger »unliebsame Vorfälle« provozierte. Das »Kindlwiegen« kam in Brauch: Nonnen in mystischer Verzückung, aber auch andere Frauen und Männer nahmen das Christkind aus der Krippe, wiegten es singend in ihren Armen und sprangen umher.

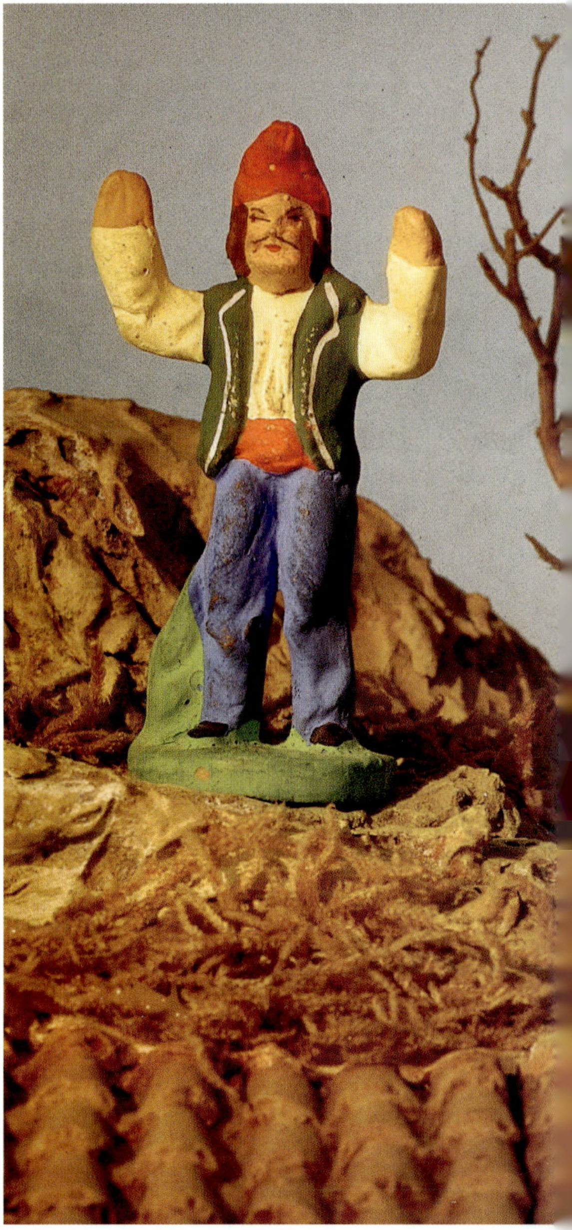

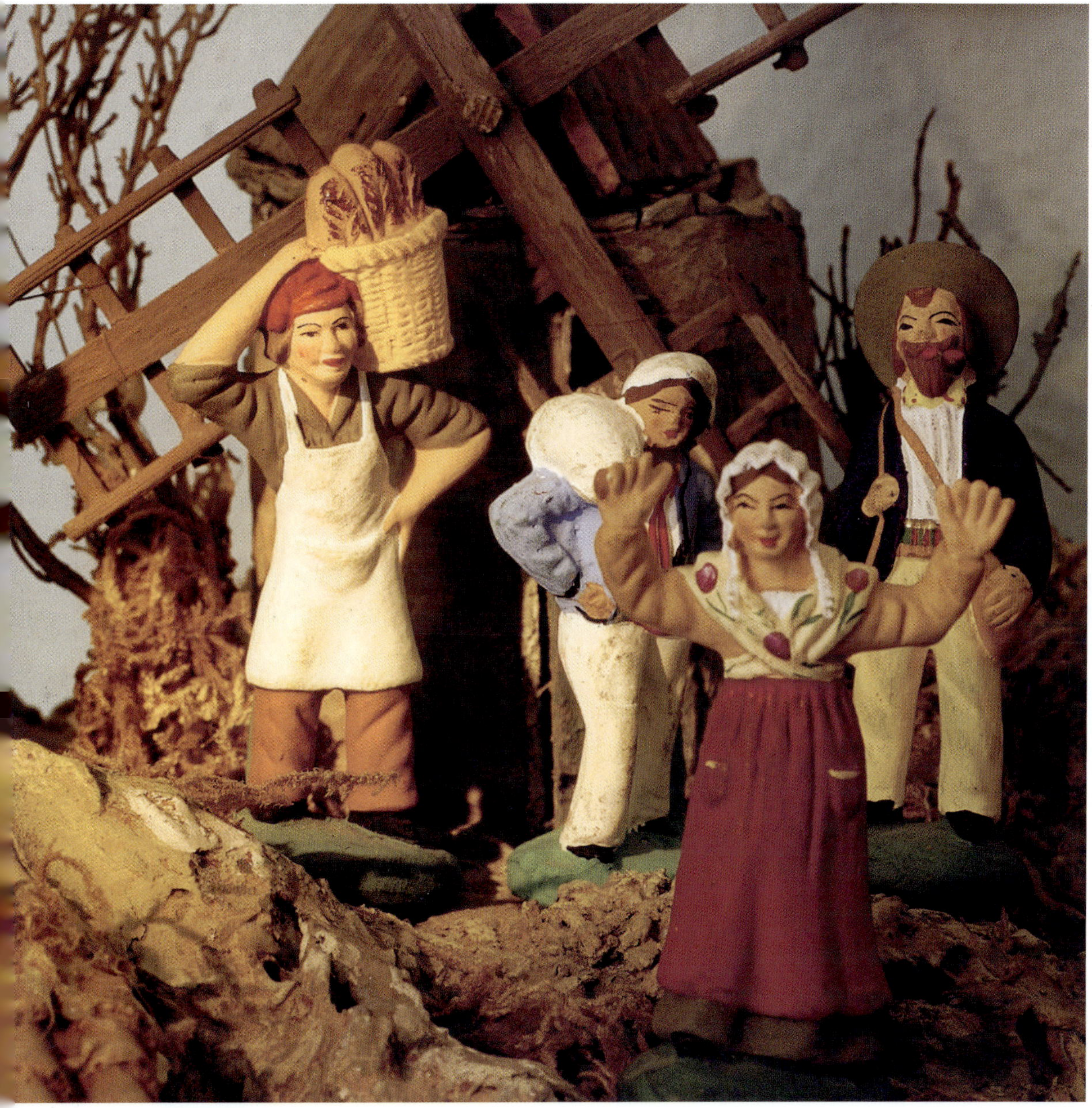

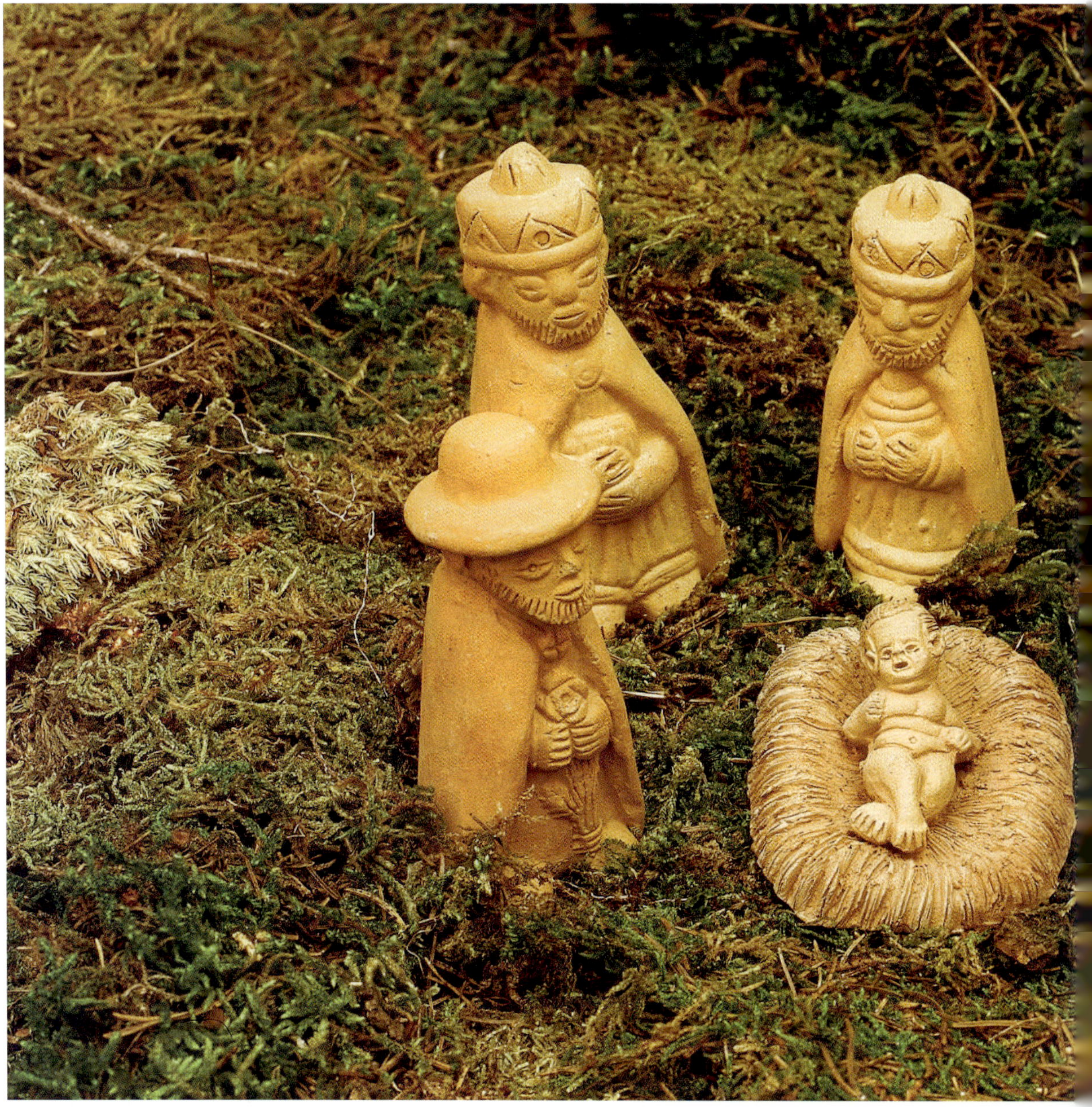

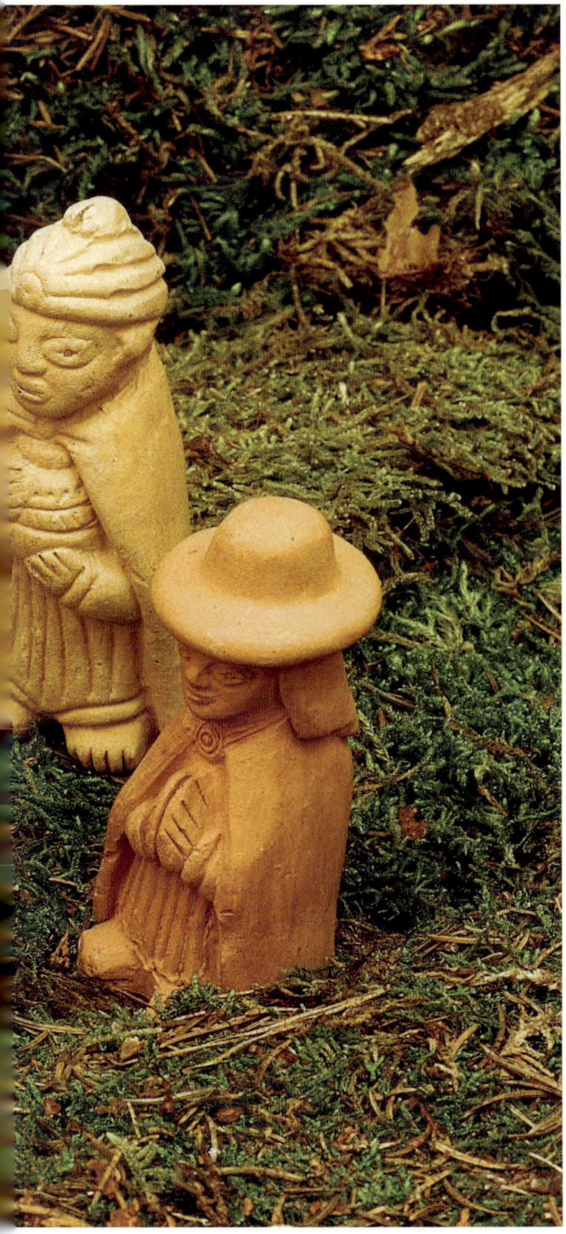

Die Jesuiten und die Krippe

Die Jesuiten hielten sehr viel von Krippen. Sie sahen darin eine sinnenfällige Hilfe zur persönlichen Andacht und ein Mittel zur religiösen Unterweisung der Gläubigen. Ihrem missionarischen Eifer ist es zu verdanken, dass die Krippen in den Kirchen des gesamten katholischen Europa weite Verbreitung fanden. Bei der Mission in Lateinamerika erreichte man mit Krippendarstellungen die Herzen der Menschen eher als mit den besten Predigten. Es geht auf die Mission durch den Jesuitenorden zurück, dass heute noch in Mittel- und Südamerika Krippenkunst und Krippenfrömmigkeit weit verbreitet sind. In Portugal war im Jahr 1560 die erste Krippe zu sehen, die mit Sicherheit von Jesuitenhand geschaffen wurde. Im Jahr 1562 wurde in der Jesuitenkirche in Prag die erste Krippe nördlich der Alpen aufgestellt.

Im Jahr 1563 vermeldete der Pater Heinrich Samerius in seinem Buch »Kuriositäten«, dass die an Weihnachten in der Jesuitenkirche zu München gezeigte

Krippe sogar die Protestanten angelockt habe, die mit den Katholiken gemeinsam das liebliche Werk bewunderten und ihm die gleiche Reverenz erwiesen.
Besonders in München wie im ganzen altbayerischen Raum erfreuten sich Krippen großer Beliebtheit. Sie standen in den Kirchen und Domen, in den Klöstern und in den Kapellen fürstlicher Schlösser. Zunächst waren die Krippenfiguren aus Holz geschnitzt und unbeweglich. Jetzt wurden sie auch beweglich. Köpfe, Hände und Füße ließen sich drehen. In Augsburg wurde 1588 von einem Uhrmacher die erste mechanische Krippe gebaut. Kunstvolle Uhr- und Wasserwerke brachten die Figuren in Bewegung. Unwillkürlich muss man an die alten Weihnachtsspiele denken. Es geht lebendig zu in diesen Krippen. Maria sitzt am Spinnrad. Joseph schreinert an seiner Hobelbank. Ochs und Esel scharren mit den Hufen, und die Schafe laufen zum Stall. Der schöpferischen Fantasie geschickter Handwerker war keine Grenze gesetzt.

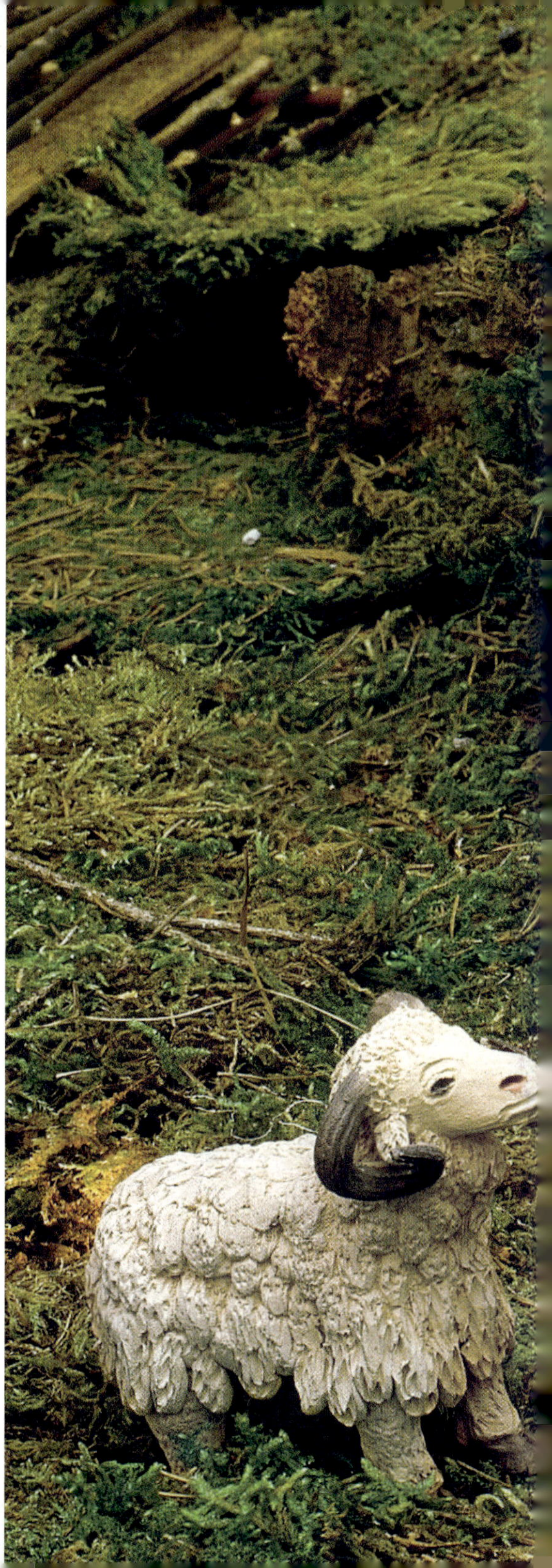

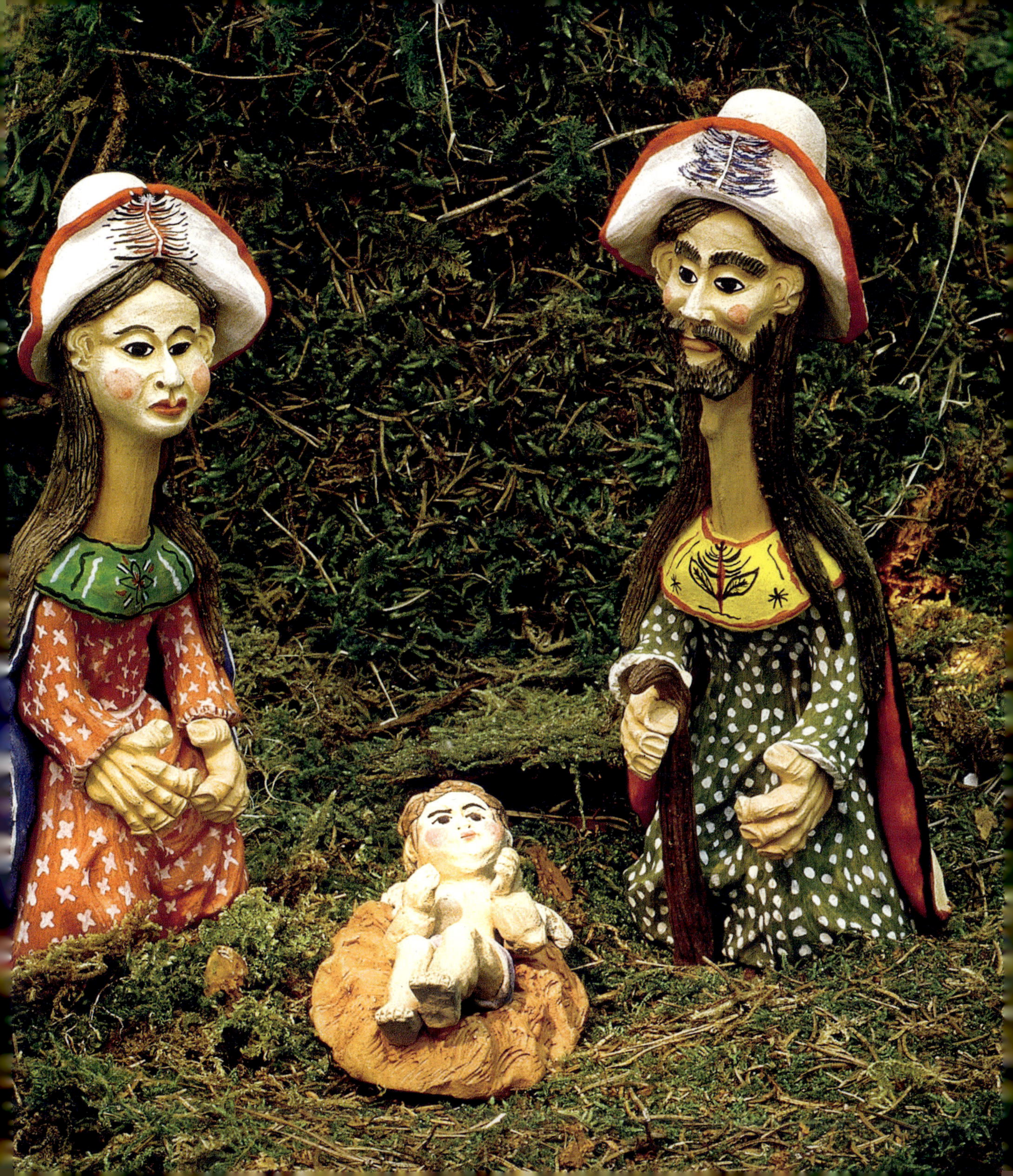

Die Krippen und das Konzil von Trient

Von 1545 bis 1563 tagte das Konzil von Trient. Es bemühte sich um die Verbreitung des reinen katholischen Glaubens, um die religiöse Gestaltung des alltäglichen Lebens, um die persönliche Frömmigkeit und um den Religionsunterricht für die junge Generation. Die Religiosität des Volkes sollte belebt werden in allen Teilen des Landes. Für die Wittelsbacher in Bayern und die Habsburger in Österreich war es Regierungsprogramm: »Keine Region ohne Religion.« Auf der Schlusssitzung des Konzils wurde 1563 ein Dekret verabschiedet, in dem es heißt: *Die Bischöfe mögen mit Eifer lehren, dass das Volk durch Erzählung der Mysterien unseres Glaubens in Gestalt von Malereien oder Bildern anderer Art in der Erinnerung an die Glaubensartikel und ihre Verehrung belehrt und bestärkt werde. So wird uns aus allen heiligen Bildern eine reiche Frucht erwachsen. Sie können das Volk an die Wohltaten und an die Geschenke mahnen, die ihnen von Christus gewährt wurden, und den Gläubigen die Wunder Gottes und die Heil bringenden Beispiele vor Augen führen, die in den Heiligen wirksam wurden.*

Wenig später lesen wir über die Krippe: *Das Ganze ist so geschickt arrangiert, dass das Frömmigkeitsgefühl der Beschauer aufs Lebhafteste erregt wird. Sie glauben dem wunderbaren Ereignis selbst beizuwohnen, mit eigenen Ohren das Wimmern des Kindes und die himmlische Musik zu hören, mit eigenen Händen die Windeln zu betasten, und ein heiliger Schauer erfasst sie.*

Pädagogik und Mission vereinen sich an der Krippe.

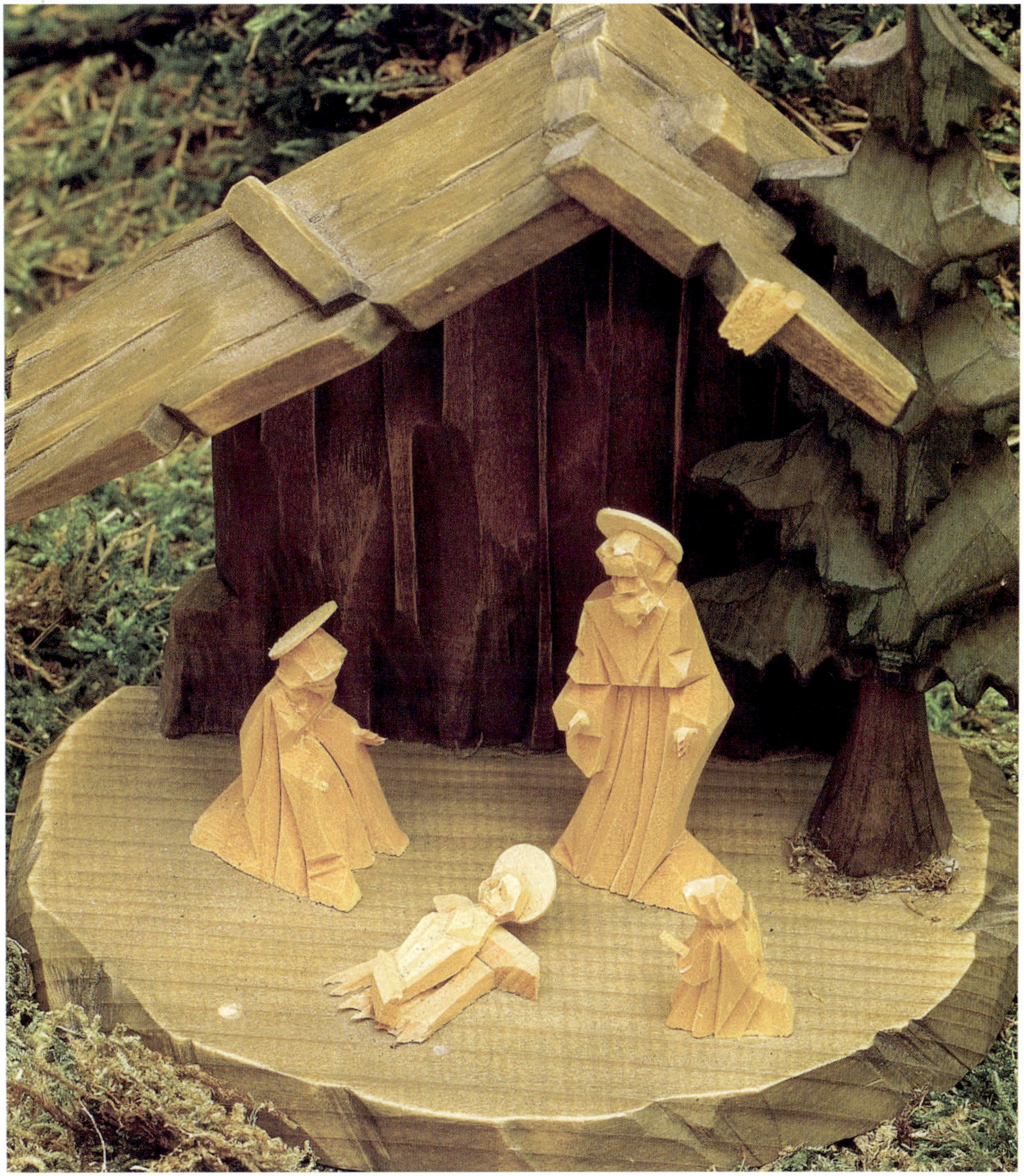

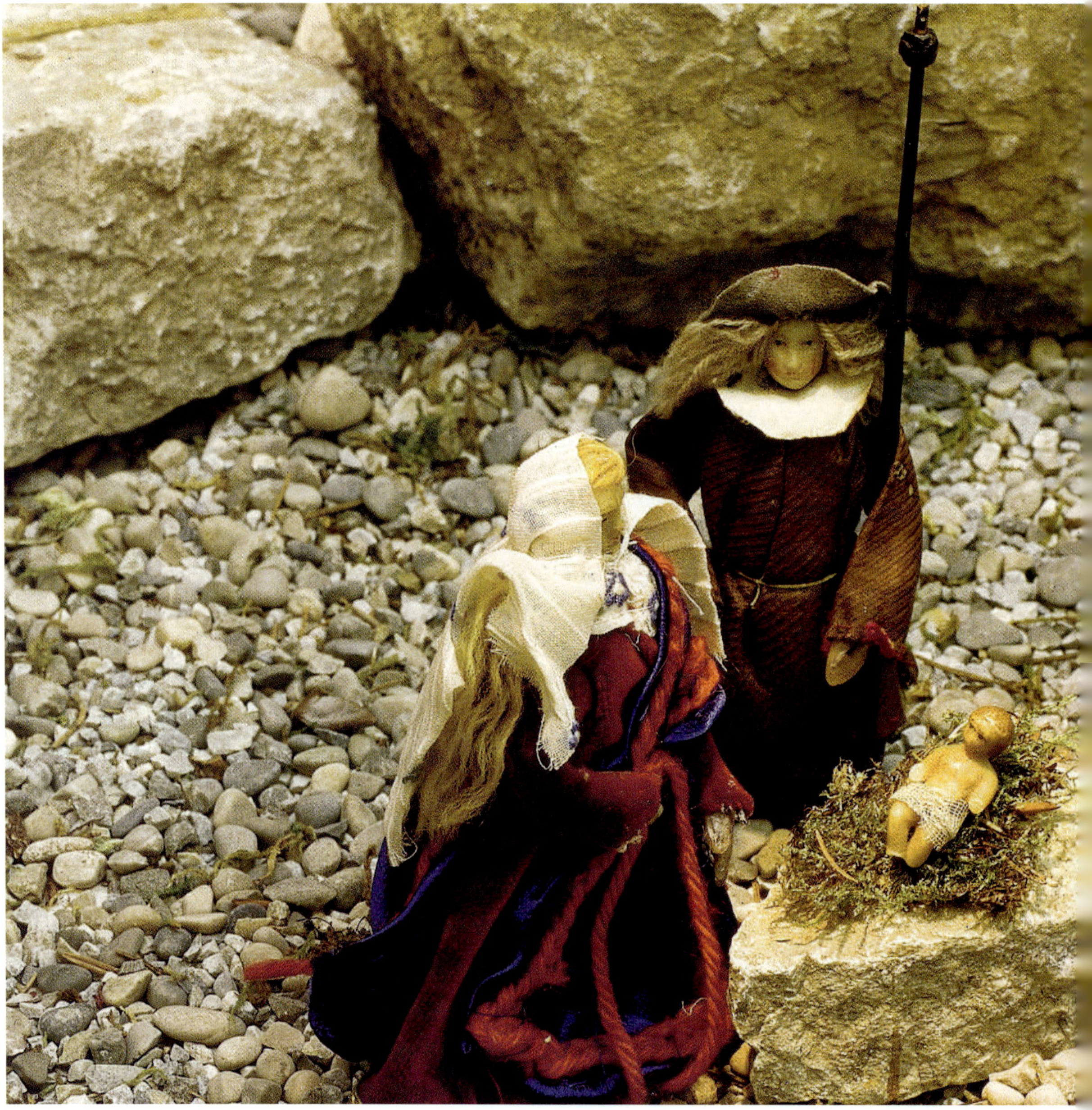

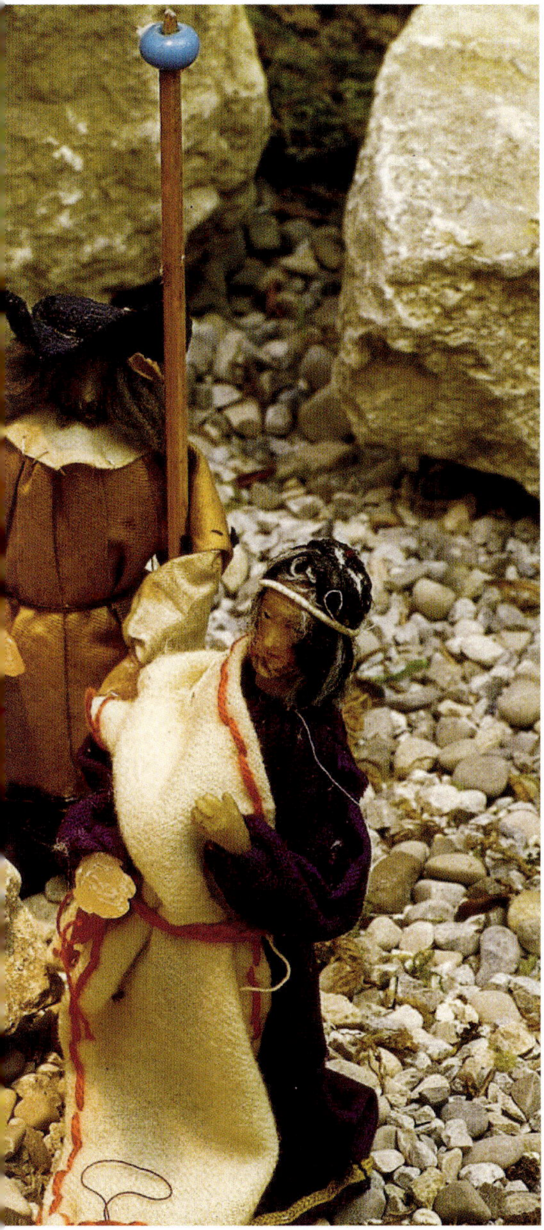

Blütezeit der Krippen

Das 17. und 18. Jahrhundert war die Blütezeit der Kirchenkrippen, vor allem in Altbayern und in Tirol, in den Städten nicht weniger als auf dem Land. Jetzt beschränkte man sich auch nicht mehr auf das Weihnachtsgeschehen. Möglichst viele biblische Geschichten vom Paradies bis zum himmlischen Jerusalem wurden in Szene gesetzt. Die berühmteste dieser »Jahreskrippen«, die Lodron'sche Salonkrippe, steht im Brixener Diözesanmuseum. Sie wurde von den großen Meistern Augustin Alois Probst und seinem Halbbruder Josef Benedikt Probst geschaffen und hat etwa 4000 Figuren, jede sechs bis zehn Zentimeter groß, aus Zirbelholz geschnitzt. Bei einer Fahrt nach Südtirol lohnt sich ein Abstecher.

Große Künstler wie Ignaz Günther, Cosmas Damian Asam oder die Schwanthaler-Familie genierten sich nicht, in der kleinen, aber feinen Krippenkunst tätig zu werden. In Oberammergau und im Grödnertal, in der Oberpfalz und in Schwaben überboten sich die Künstler

wie in einem heiligen Wettstreit. Jeder wollte eine »gute Figur« machen, im Doppelsinn des Wortes. Vor allem die Heiligen Drei Könige mit ihrem phantastisch-orientalischen Gefolge erlaubten Prunk und Prachtentfaltung.
Ähnlich ging es zu in Neapel, Sizilien und in der Provence. Hier arbeitete man mit Holz, Marmor und Wachs, aber vor allem auch mit Terrakotta. In diesen Krippen sind alle Stände und Berufe so zahlreich vertreten, dass das Geburtsgeschehen oft kaum mehr zu sehen ist. Aber gerade daran wird deutlich, dass sich Bethlehem dort abspielt, wo das Leben spielt, und dass allem Volk große Freude widerfahren soll.
Zunächst waren die Krippen nur in den Kirchen und Klöstern zu Hause. Dann wanderten sie in die Herrschafts- und Adelshäuser. Sie zogen ein in die bürgerlichen Wohnungen, häufig auch als liebevoll und kunstvoll bemalte Papierkrippen. Aber auch die bäuerliche Schicht wurde von der Krippenfreude angesteckt. Davon gibt eine schöne Schilderung aus der Mitte des 19. Jahrhunderts Zeugnis.
Der Gaisbube auf der Alm, wie der Bürger und Bauer benutzen an den Winterabenden ihre freie Zeit, um Figuren für die Krippe zu schnitzen, die man fast in jeder Hütte besitzt. Man geht in den Wald, um Moos zu sammeln und Tannenzweige und Stechpalmen, in Südtirol großbeerige dunkle Efeuranken zu holen, mit denen man die Krippe schmückt, welche am Christabend nach dem Abendessen aufgemacht wird. In dunkler Grotte ruht das Kind, die Gottesmutter kniet an seiner Seite, während Joseph am Eingang steht, und Hirten, meist in Tiroler Tracht, knien vor der Höhle oder auf der Mooswiese, auf welcher Lämmchen grasen und Engel mit goldenen Flügeln mit Hirten sprechen. Ein Hirt ist gewöhnlich dargestellt, wie er sich den Schlaf aus den Augen reibt, und im Vordergrunde befindet sich ein Brunnen, aus welchem eine Kuh säuft. Auf den Bergen, die sich über der Höhle erheben, liegen Häuser und Burgen, weiden Herden, von Hirten gehütet, und schweifen Jäger mit Stutzen, um Hasen und Gämsen zu schießen. Karrenzieher fahren vom Berg herab, ein Fleischer führt ein Kalb daher, eine Bäuerin bringt Eier und Butter, während ein Förster mit einem Hasen niedersteigt, um ihn dem Kindlein zu bescheren. Vor einem Bauernhause wird Holz gehackt, in der Nähe steht am Eingang einer Höhle eine Kapelle, vor der ein Waldbruder kniet, während ein anderer Eremit einen steilen Steig herabkommt; Knappen arbeiten und ziehen schwer beladene Karren aus den Schächten, aus einer Höhle tritt ein Bär, und ein zerlumpter Bettler hält dem Beschauer den leeren

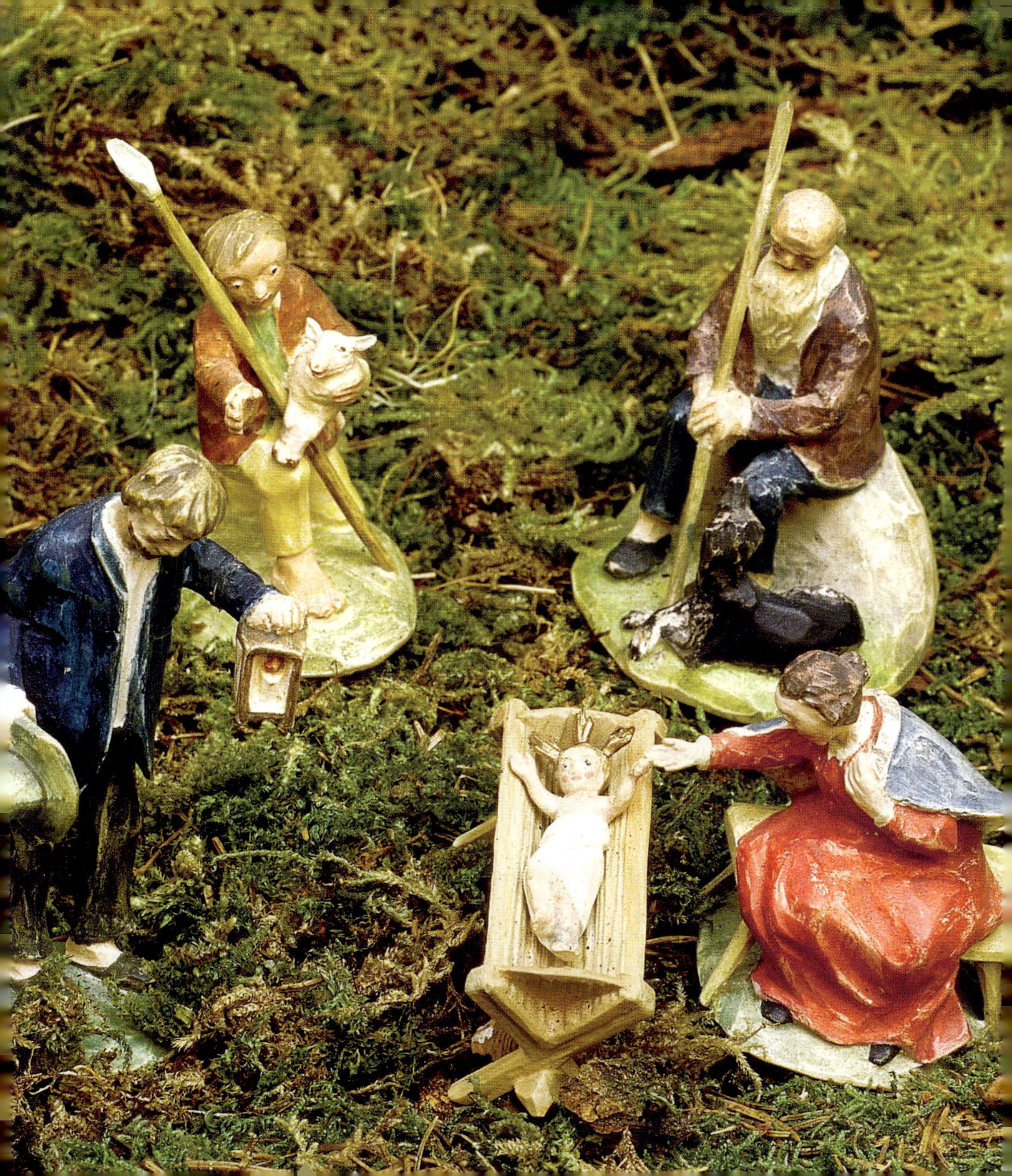

Hut hin. So bleibt die Krippe bis zum Sylvestertage, wo die Beschneidung aufgemacht wird, der am 5. Januar die Heiligen Drei Könige folgen. Diese füllen mit ihrem glänzenden Gefolge aus Edelknaben, Reitern und Dienern, mit Pferden, Kamelen und Elephanten den Platz vor der Krippe, und sind des Pompes wegen die Lieblingsvorstellung des Volkes.

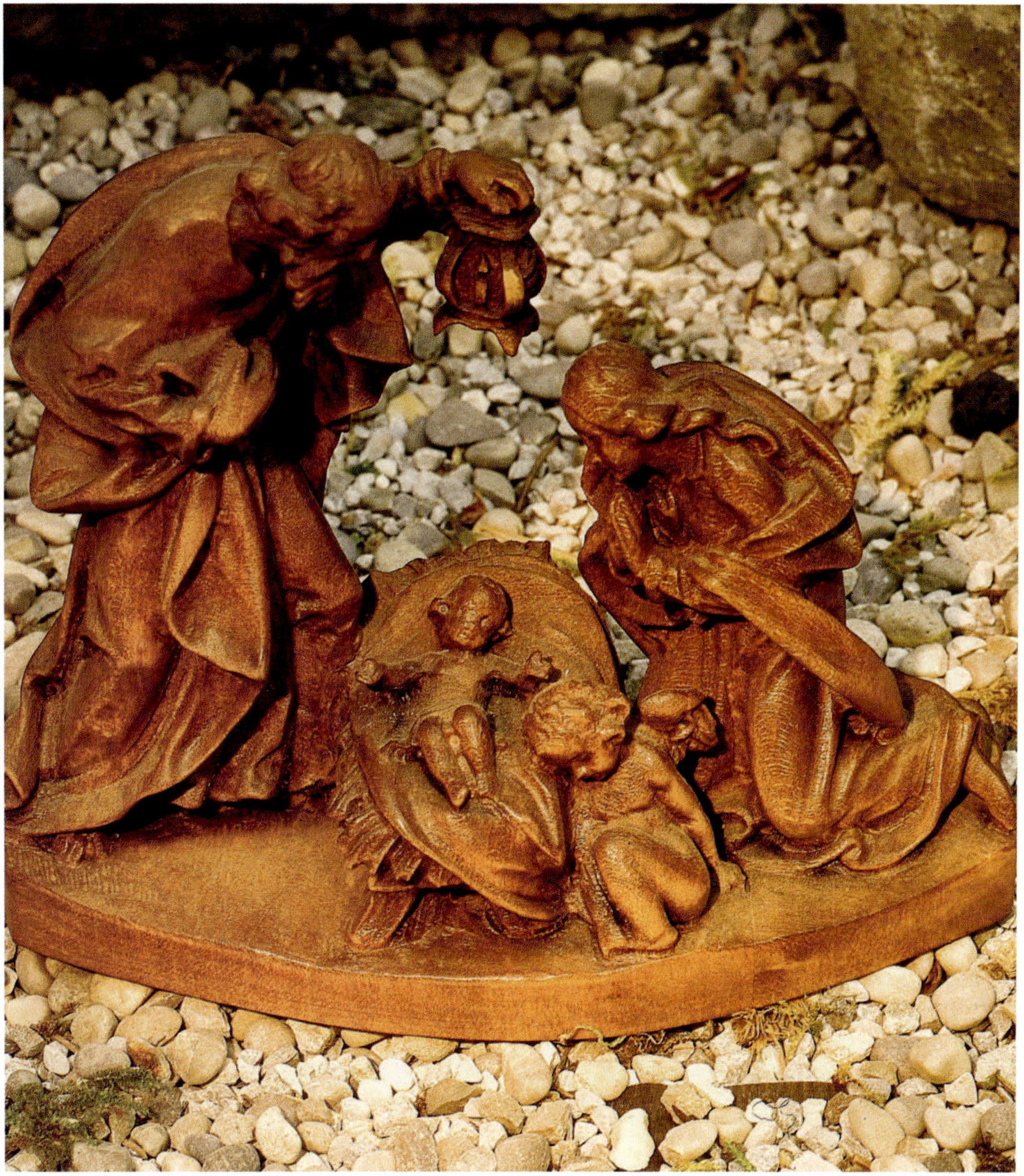

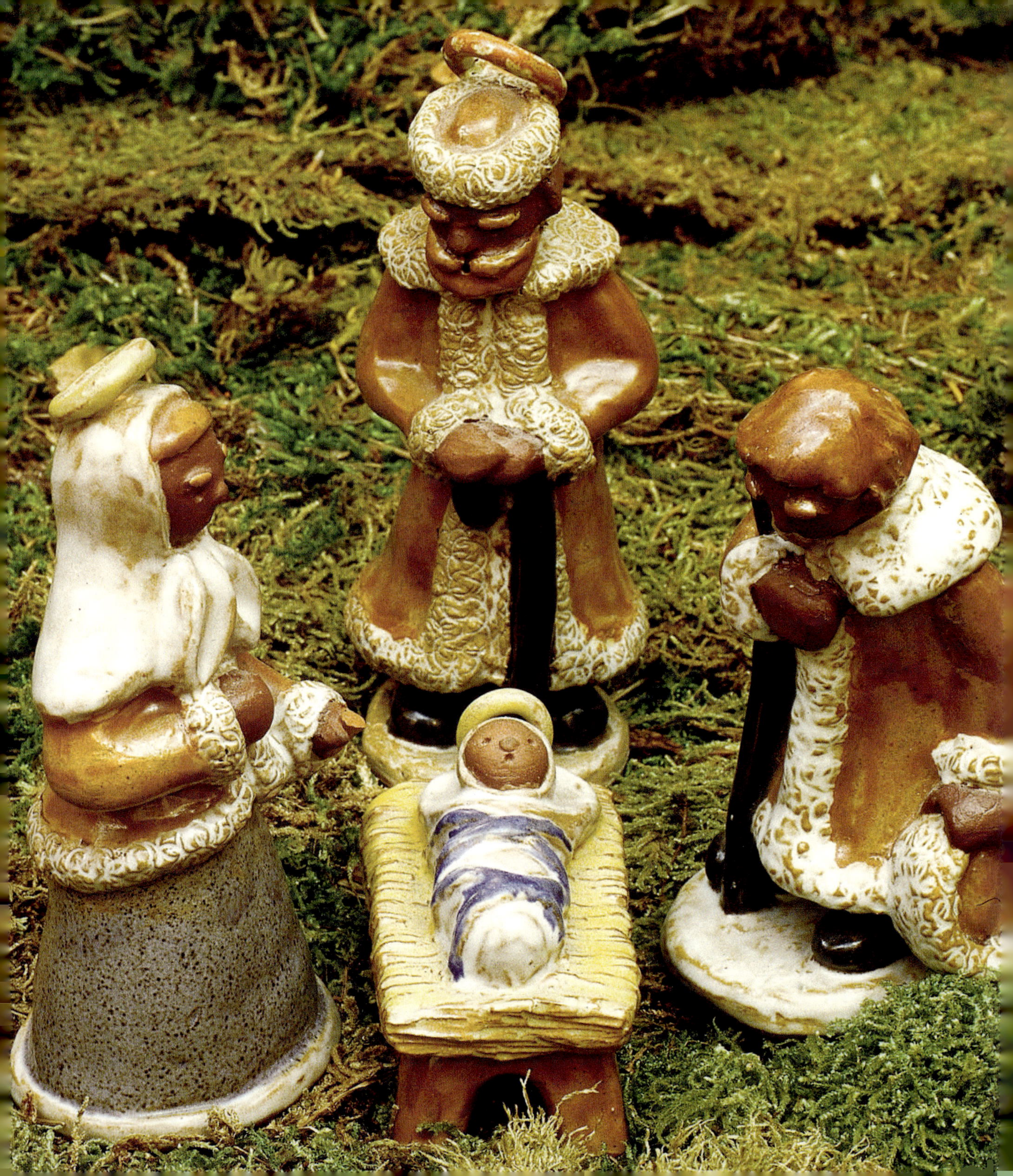

Aufgeklärter Bildersturm

Den Aufklärern des 18. Jahrhunderts war die Krippenkunst ein Dorn im Auge. Sie hielten sie für unnötig, lächerlich und kindisch. Sie verhindere eine echte, vernünftige Andacht und diene der Verdummung des Volkes. Die philosophischen Aufklärer fanden kaiserliche Bundesgenossen. 1782 verbannte Kaiser Joseph II. von Österreich, der Sohn Maria Theresias, alle Krippen aus den Kirchen.
Im Regierungsblatt für die kurbayerischen Fürstentümer in Franken hieß es im Jahre 1803:
Sinnliche Darstellungen gewisser Religionsbegebenheiten waren nur in einem solchen Zeitrahmen nützlich oder gar notwendig, in welchem es an geschickten Religionsdienern fehlte, die Unterrichtsanstalten noch sehr selten und ganz mangelhaft waren, und das Volk noch auf einer so niedrigen Stufe der Kultur und Aufklärung stand, dass man leichter durch Versinnlichung der Gegenstände als durch mündlichen Unterricht und Belehrung auf den Verstand wirken und dem Gedächtnisse nachhelfen konnte. Zu diesen sinnlichen Darstellungen gehören die so genannten Krippen, durch welche die Geschichte der Geburt und einige andere Begebenheiten aus dem Leben unseres Heilandes anschaulich gemacht werden sollten. Da die Einwohner der fränkischen Provinzen seit geraumer Zeit so weit in der religiösen Aufklärung fortgeschritten und die Unterrichtsanstalten schon lange dahin gediehen sind, dass es solcher Vehikel zur religiösen Aufklärung und Belehrung nicht mehr bedarf, da die Krippen meistens schon abgeschafft sind und die nur noch in einigen Kirchen beibehaltenen lediglich kleinen Kindern zum Vergnügen dienen können, so werden die Beamten und Pfarrer angewiesen, die Ausstellung der Krippen in den Kirchen ihrer Amts- und Pfarreibezirke, wo sie bisher noch üblich waren, künftig nicht mehr zu gestatten.
Doch so schnell gaben sich die Untertanen nicht geschlagen. Immer wieder richteten sie Eingaben an die Behörden, in denen sie darum baten, die Krippen in den Kirchen wieder aufstellen zu dürfen. So liest man in einem Antrag des Landgerichtes Ebersberg bei München vom 24. November 1812:

Da nach allerhöchsten Verordnungen die Aufstellung der Kirchenkrippen während der Weihnachtszeit abgeschafft ist, jedoch wahrscheinlich nach dem Geiste dieser Verordnungen nur jene Missbräuche ausgerottet werden sollen, welche dabei unterliefen, so glaubt sich untertänigst unterfertigtes Landgericht anfragen zu müssen, ob auch nicht die reine Darstellung biblischer Geschichten erlaubt werden dürfte, denn 1. nach den allgemeinsten pädagogischen Erfahrungen wird von den Kindern nichts so leicht aufgefasst und im Gedächtnis behalten, als was sich durch Anschauung dem kindlichen Gemüte einprägt. Und gewiss ist es nicht zu verkennen, zu welchen herrlichen Lehren die Darstellung des Lebens Jesu veranlassen kann. 2. ist es ebenso lehrreich für den Erwachsenen, eine solche biblische Darstellung, denn auch er wird dadurch stets in dem Andenken an den Stifter unserer Religion erhalten. Noch umfassender werden die Vorteile davon sein, wenn aufgeklärte Prediger diese Darstellungen, die natürlich von allem Fremdartigen gereinigt sein müssten, zu benutzen suchen, um dem Landmann durch ihre Beredsamkeit die wichtigsten Religionslehren, die damit in Verbindung stehen, geläutert und lebendig vorzustellen. Und 3. ist es nicht selten zugleich der Fall, dass auch der ästhetische Sinn des Landmannes dadurch

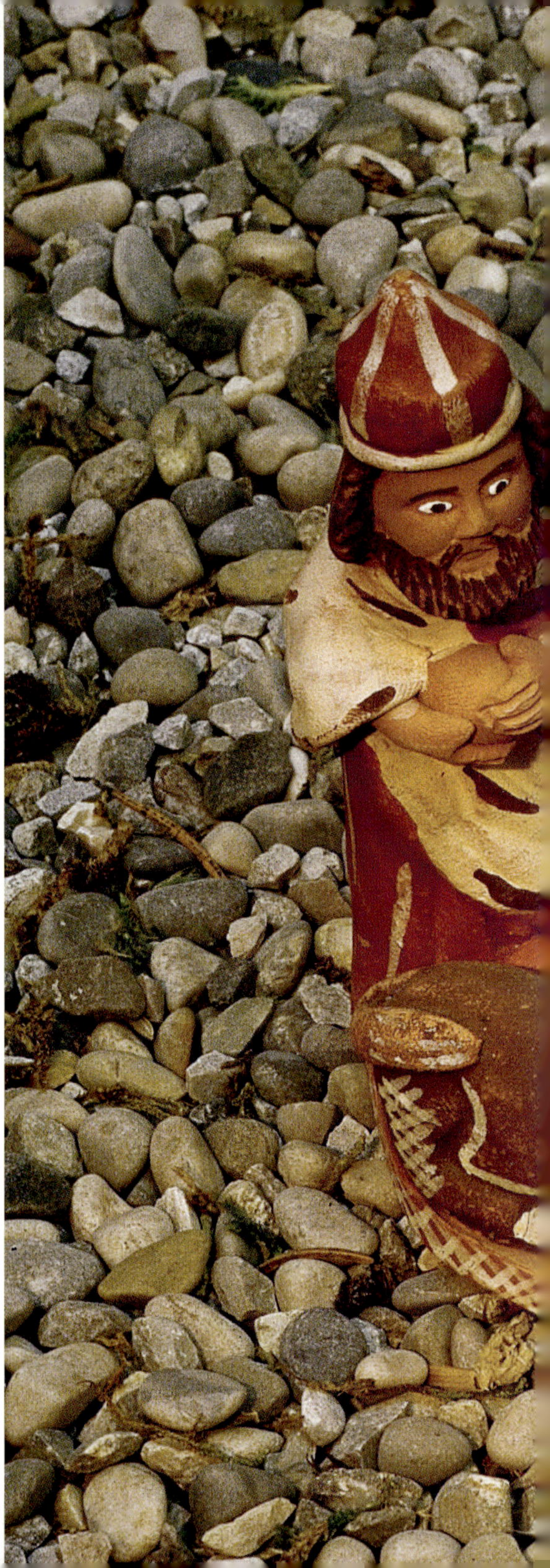

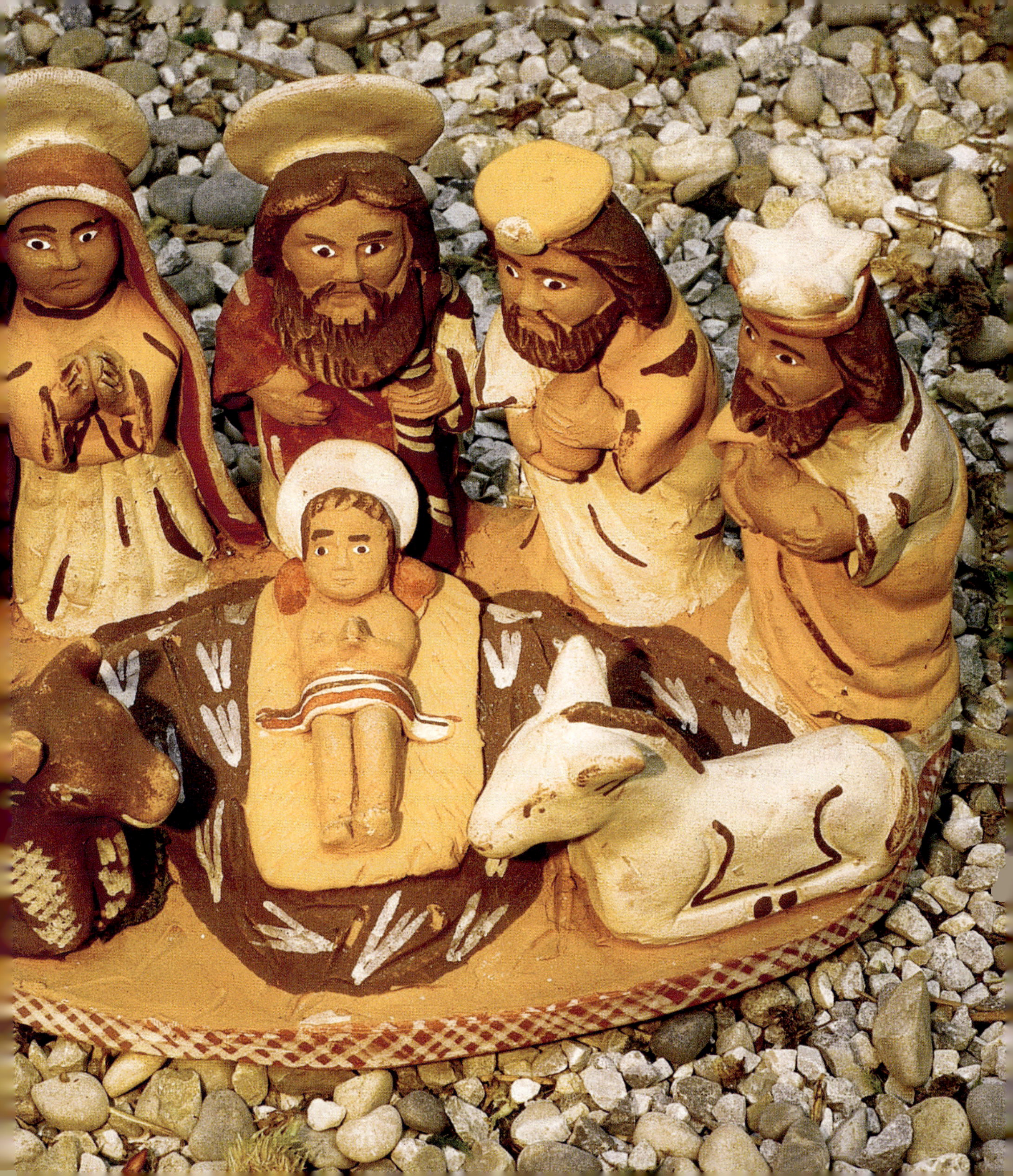

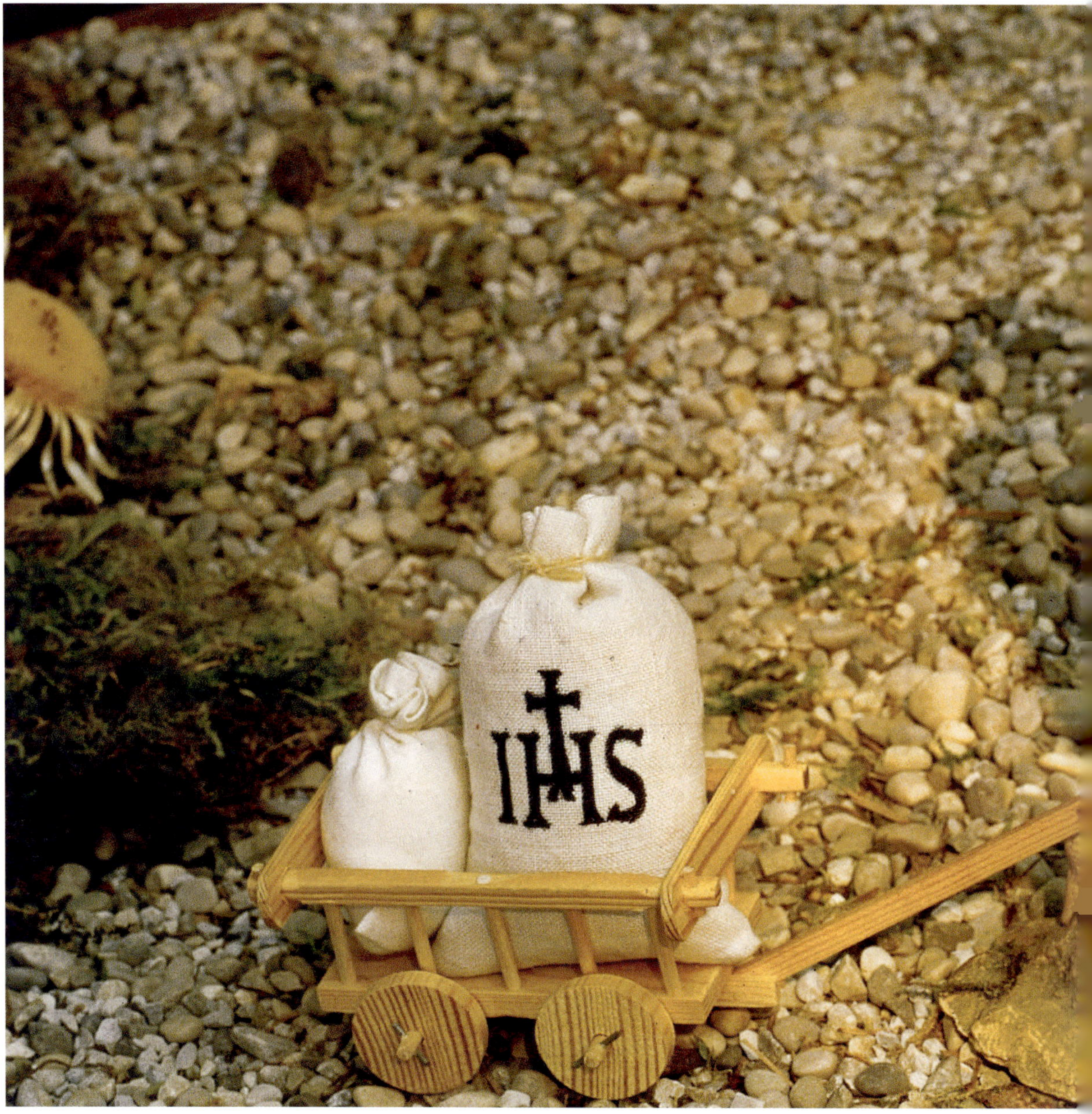
IHS

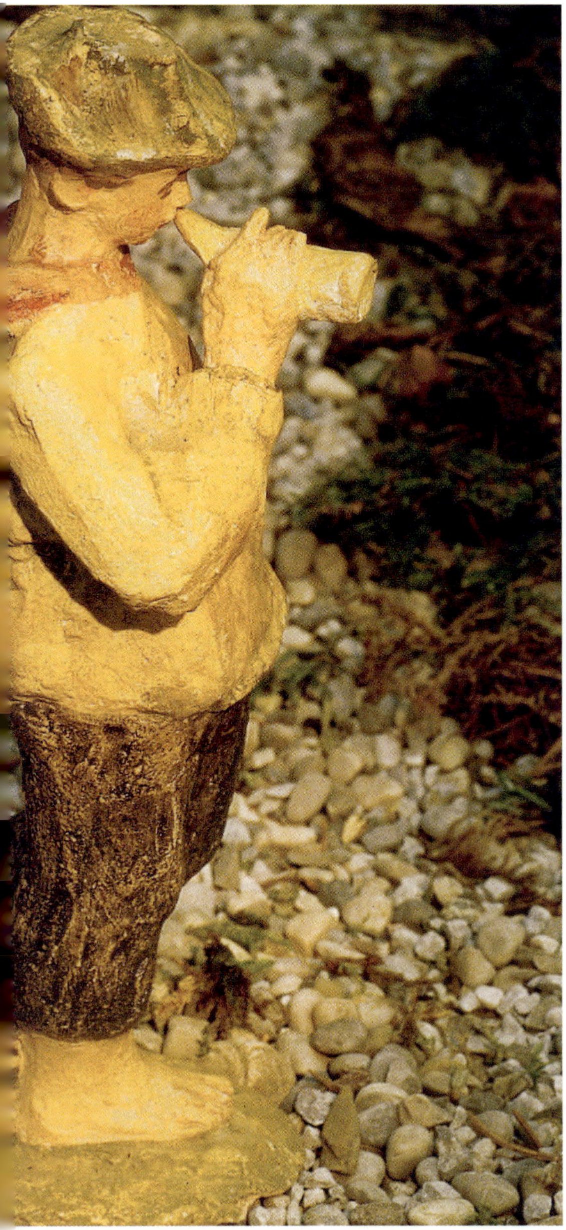

angeregt wird oder eine bessere Richtung empfängt, indem häufig die Figuren, die dazu benutzt werden, mit vieler Kunst gearbeitet sind. Solche Ausstellungen dienen daher zugleich die Rohheit des Landvolkes einigermaßen durch schöne Formen zu mildern und die erste Grundlage zur Bildung zu geben. Weit entfernt, eine unbedingte Lobpreisung der Kirchenkrippen und jenes Wustes, der nicht selten damit verbunden war, zu schreiben, so glaubt man dennoch nicht, dass auch das Gute zugleich mit seinen Missbräuchen vertilgt werden solle.

Unverzüglich am 1. Dezember 1812 wurde dieser Antrag abschlägig beschieden. Erst König Ludwig I. erlaubte 1825 auf inständiges Bitten der Bürger wieder offiziell das Aufstellen von Kirchenkrippen.

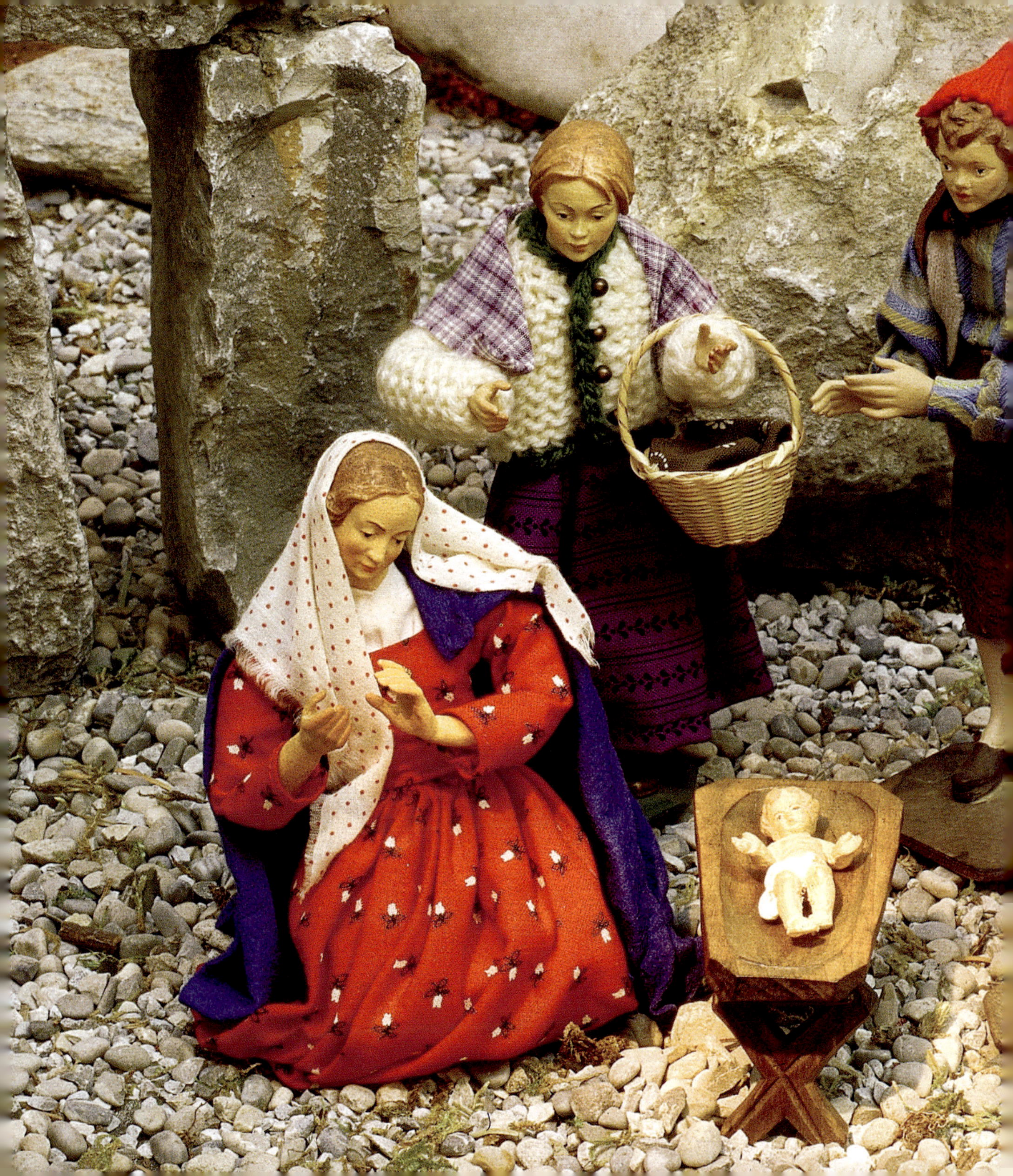

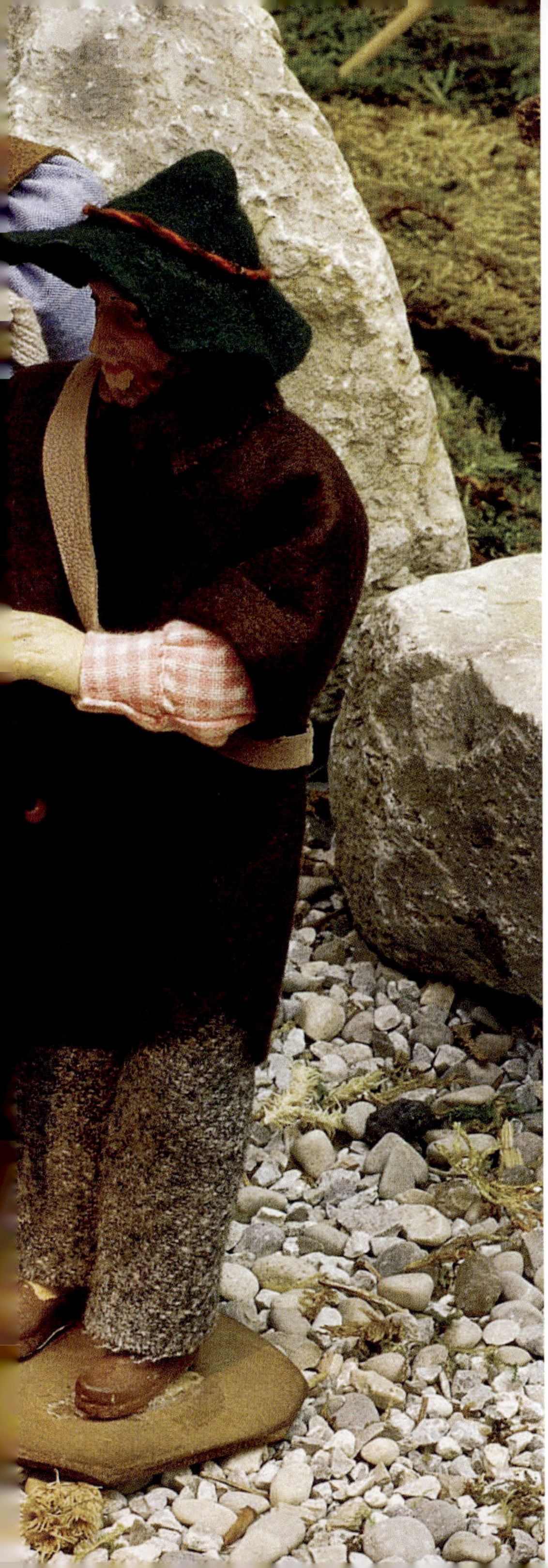

In jedes Haus eine Krippe

Das fromme Volk hatte unterdessen aber schon lange einen pfiffigen Ausweg gefunden: Die Krippe wanderte aus den Kirchen in die Häuser. Manche Kirchenkrippe wurde so gerettet. Die Krippenschnitzer hatten Hochkonjunktur, um die Nachfrage nach Krippen für die bürgerlichen Wohnungen zu sättigen. Die Bauern fertigten wie eh und je ihre Figuren selbst. So hatte alles auch sein Gutes. Trotz oder wegen aufklärerischer Unvernunft entstanden wunderbare Werke der Volkskunst, die an Weihnachten den Herrgottswinkel und manchmal sogar einen großen Teil der guten Stube ausfüllten.

Die Liebe zur Krippe war nicht erstorben, im Gegenteil, allenthalben entstanden Vereine der Krippenfreunde. Privatleute und Museen begannen Krippen zu sammeln und auszustellen. Eine der schönsten Sammlungen stammt von dem Kommerzienrat Max Schmederer (1854–1917) und ist im Bayerischen Nationalmuseum in München zu sehen.

Im 20. Jahrhundert war es den Nationalsozialisten vorbehalten, den Versuch zu unternehmen, der Krippenbewegung den Garaus zu machen – allerdings vergeblich. Die Krippen wurden verboten, etwa mit der Begründung, dass durch deren Herstellung aus Holz wertvolles Volksvermögen vergeudet werde. Viele schöne Krippen gingen damals verloren, aber viele konnten auch gerettet werden.
Nach dem Zweiten Weltkrieg gaben die bayerischen Krippenfreunde das Motto aus: »in jedes Haus eine Weihnachtskrippe«. Das ist ein gutes Motto. Ich freue mich über die Freude an dem alten Weihnachtsbrauch, die heute viele erfasst hat. Die Kripperlmärkte sind gut besucht.
Die lange Geschichte der Weihnachtskrippen ist noch nicht zu Ende. Moderne Künstler schaffen moderne Krippen, Lukas Amann in München, Pepe Tanzi in Italien, andere in Murano, Prag und Amerika. Die Geschichte geht im 21. Jahrhundert weiter, denn dahinter steckt nicht mehr und nicht weniger als eben das Kind im Stall zu Bethlehem und die Geschichte, die da geschehen ist und die der Herr den Hirten kundgetan hat.

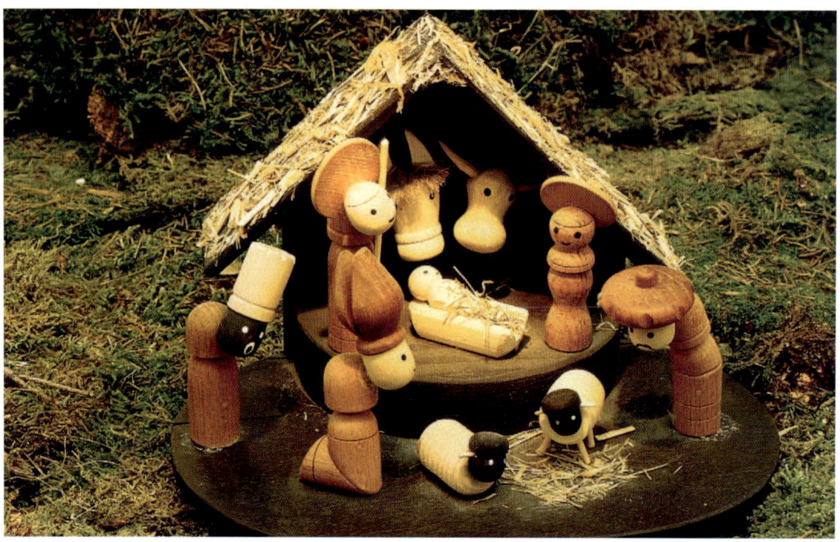

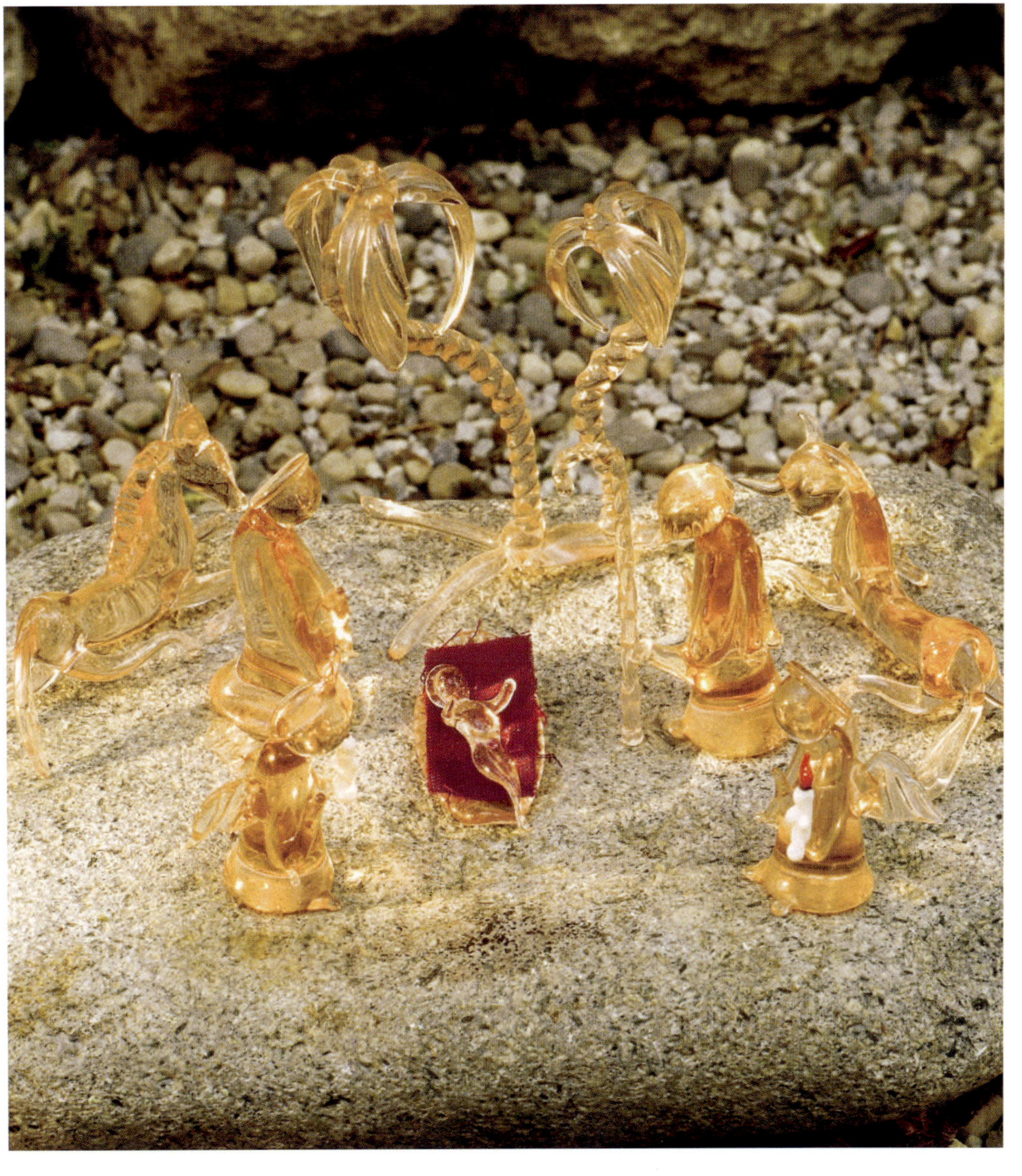

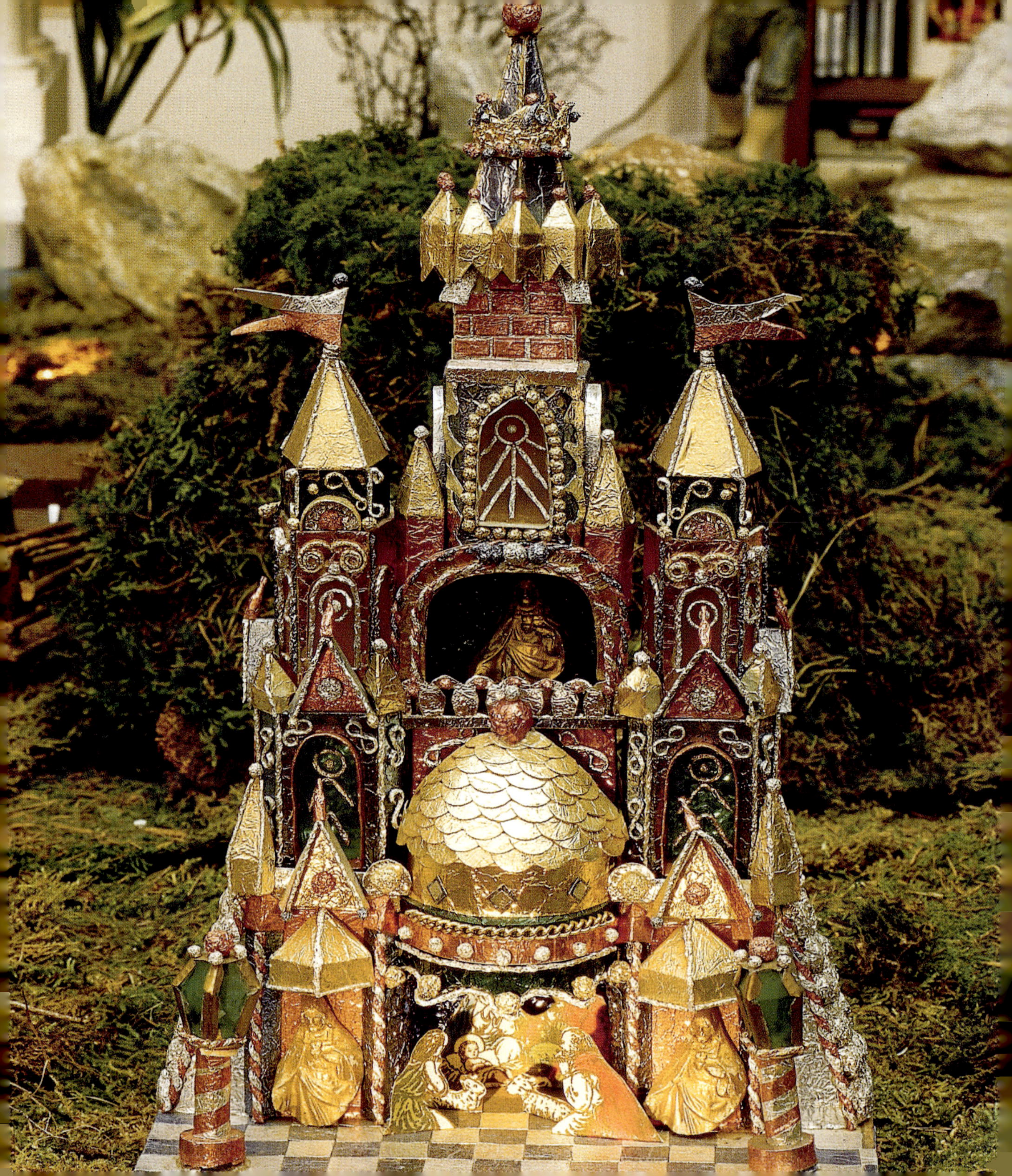

Ökumene, Ökonomie und Ökologie der Krippe

Er wohnte unter uns, so schreibt der Evangelist Johannes (Johannes 1,14). Das Kind in der Krippe will wohnen in unseren Häusern, in den Hochhäusern und Reihenhäusern, in den Villen und Einfamilienhäusern, in der Stadt und auf dem Land, in den Slums rund um den Globus und in ärmlichen Hütten, so wie es einst wohnte in einem Stall, in einem Haus von Bethlehem. Haus – das heißt auf griechisch »oikos«. Ich bleibe hängen an diesem Wort und seinen Zusammensetzungen.

Ökumenisch, ganz weltlich übersetzt, heißt: Über die ganze bewohnte Erde, weltweit – auf Griechisch »oikumene« – erstreckt sich der Horizont des Christfestes. Das Haus von Bethlehem will überall auf dieser Welt stehen, wo Häuser, Hütten und Paläste sind. Bethlehem ist überall, deshalb wird das Geschehen von gestern von den Krippenkünstlern immer in die Landschaft von heute hineingestellt, zu Land und Leuten mit ihren Trachten und Gebräuchen. Deshalb wird Bethlehem eingepasst und angepasst allem Volk und jeder Zeit. Das Kind in der Krippe wird bei den Alpenländern ein Alpenländer, bei den Schwarzen in Afrika ein Afrikaner, bei den Menschen in Lateinamerika ein Lateinamerikaner, bei den Indianern ein Indianer. *Welt ging verloren, Christ ist geboren:* Maria hat ihr Kind im Doppelsinn des Wortes »zur Welt gebracht«. Nun ist die Krippe weltweit ökumenisch. Sie verbindet und

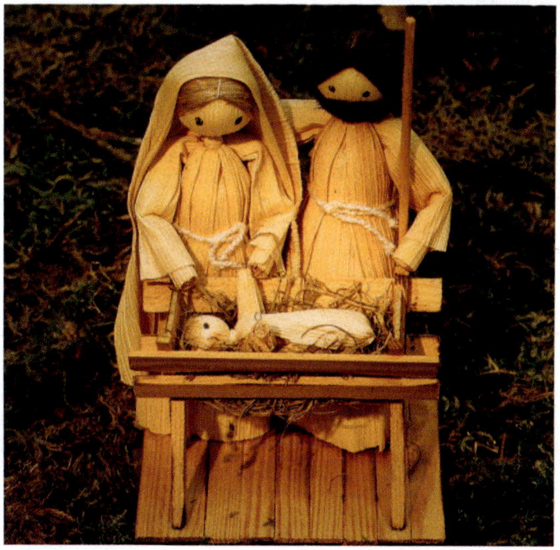

versöhnt die Kontinente, Völker und Rassen zu einer Ökumene der Weihnacht. Sie protestiert gegen Fremdenfeindlichkeit und Ausländerhass. So leistet sie einen Beitrag zur Ehre Gottes und zum Frieden auf Erden unter den Menschen seines Wohlgefallens.

Dass das Kind in der Krippe Menschen verschiedener Nationen verbinden kann, habe ich eindrucksvoll erlebt bei einer Christvesper, die ich im Münchner Gefängnis Stadelheim gehalten habe. Es war unruhig in dem Raum. Da erzählte ich von der Krippe. Obwohl ich nicht der Papst bin, wünschte ich am Ende allen aus vielen Völkern »Fröhliche Weihnachten« – auf Englisch, Französisch, Italienisch, Spanisch, Portugiesisch, Serbokroatisch, Griechisch, Ungarisch und Indisch. Da wurde es ganz still. Es war an diesem traurigen Ort und an einem für Gefangene besonders traurigen Tag etwas von der großen Freude zu spüren, »die allem Volk widerfahren« soll.

Ökumenisch – kirchenweit –, die Konfessionen, ja, die Religionen übergreifend ist der Horizont des Christfestes. Auch wenn die Krippe zunächst in katholischen Ländern zu Hause war, auch wenn Krippen in den protestantischen Ländern, wie etwa in Skandinavien, heute

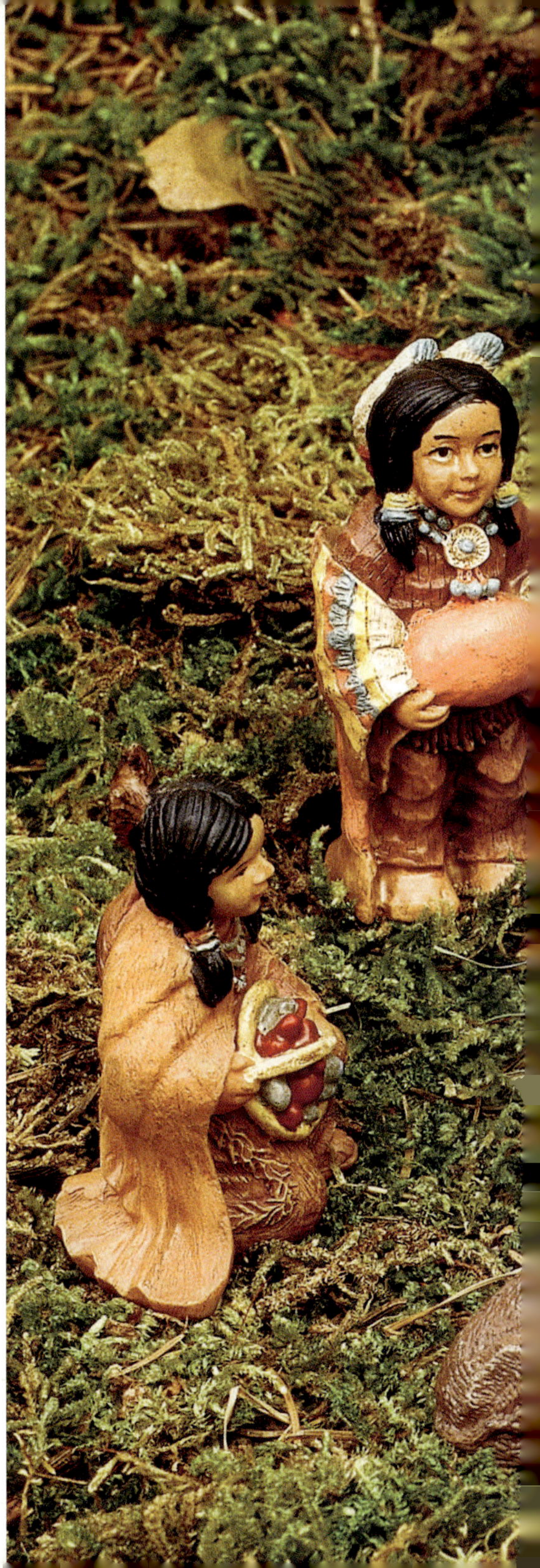

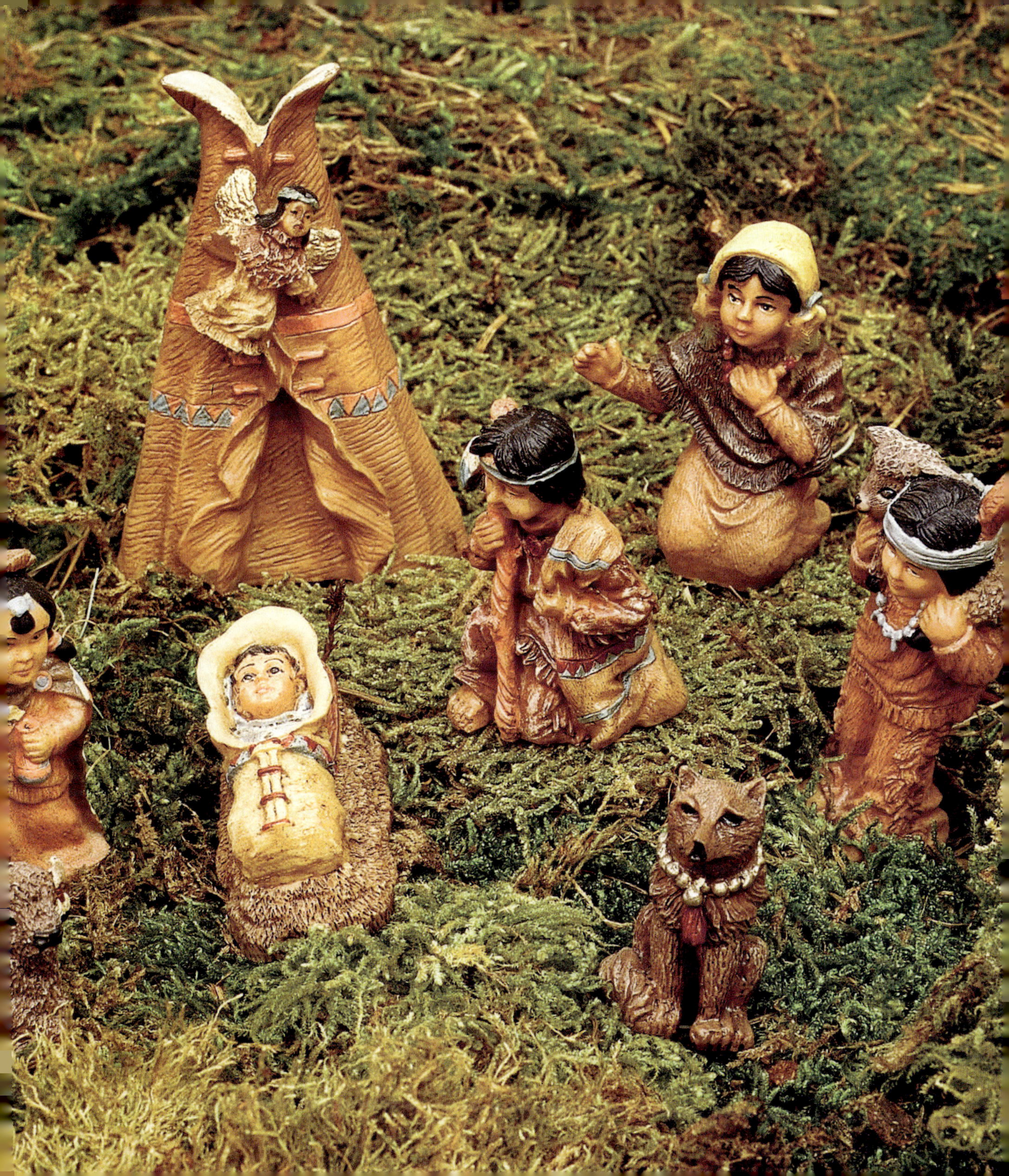

noch nicht üblich sind: Die Krippe ist weder katholisch noch evangelisch, sie ist nicht nur weltweit, sondern auch kirchenweit. Sie ist ökumenisch und macht ökumenisch. Der Krippenweg ist ein ökumenischer Weg, der hoffentlich auch helfen kann, bald das Ziel der Einheit der einen heiligen christlichen Kirche in versöhnter Verschiedenheit zu erreichen.

Jesus war ein Judenkind, geboren von jüdischen Eltern im jüdischen Land. Die edelsten Geister des jüdischen Volkes sind heute von der menschlichen Gestalt Jesu geradezu fasziniert. Schalom Ben-Chorin (1913–1999) schreibt:

Christus ist für mich der ewige Bruder, nicht nur der Menschenbruder, sondern mein jüdischer Bruder. Ich spüre seine brüderliche Hand, die mich fasst, damit ich ihm nachfolge. Sein Glaube, sein Vertrauen, sein unbedingtes Vertrauen auf Gott den Vater, die Bereitschaft, sich ganz unter den Willen Gottes zu demütigen, das ist die Haltung, die uns in Jesus vorgelebt wird und die uns, Juden und Christen, verbinden kann.

Auch im Islam wird Jesus verehrt als einer der großen Propheten und Gesandten Gottes. Keinem Muslim ist es erlaubt, etwas Unehrenhaftes über Jesus oder seine Mutter Maria zu sagen. Sie hat ihn nicht in einem Stall, sondern unter einer

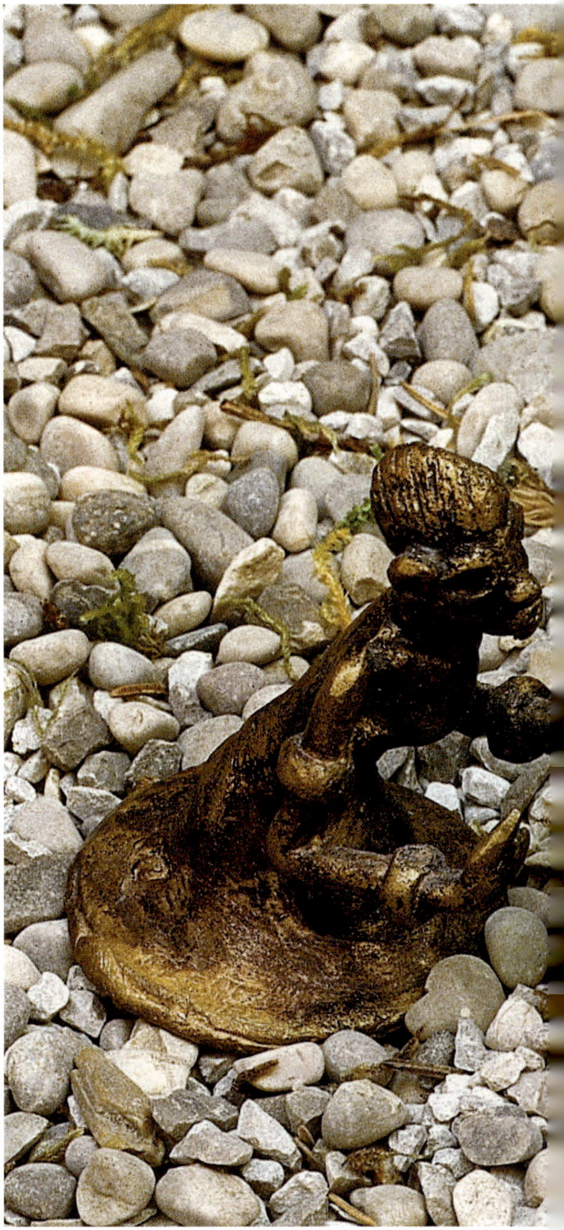

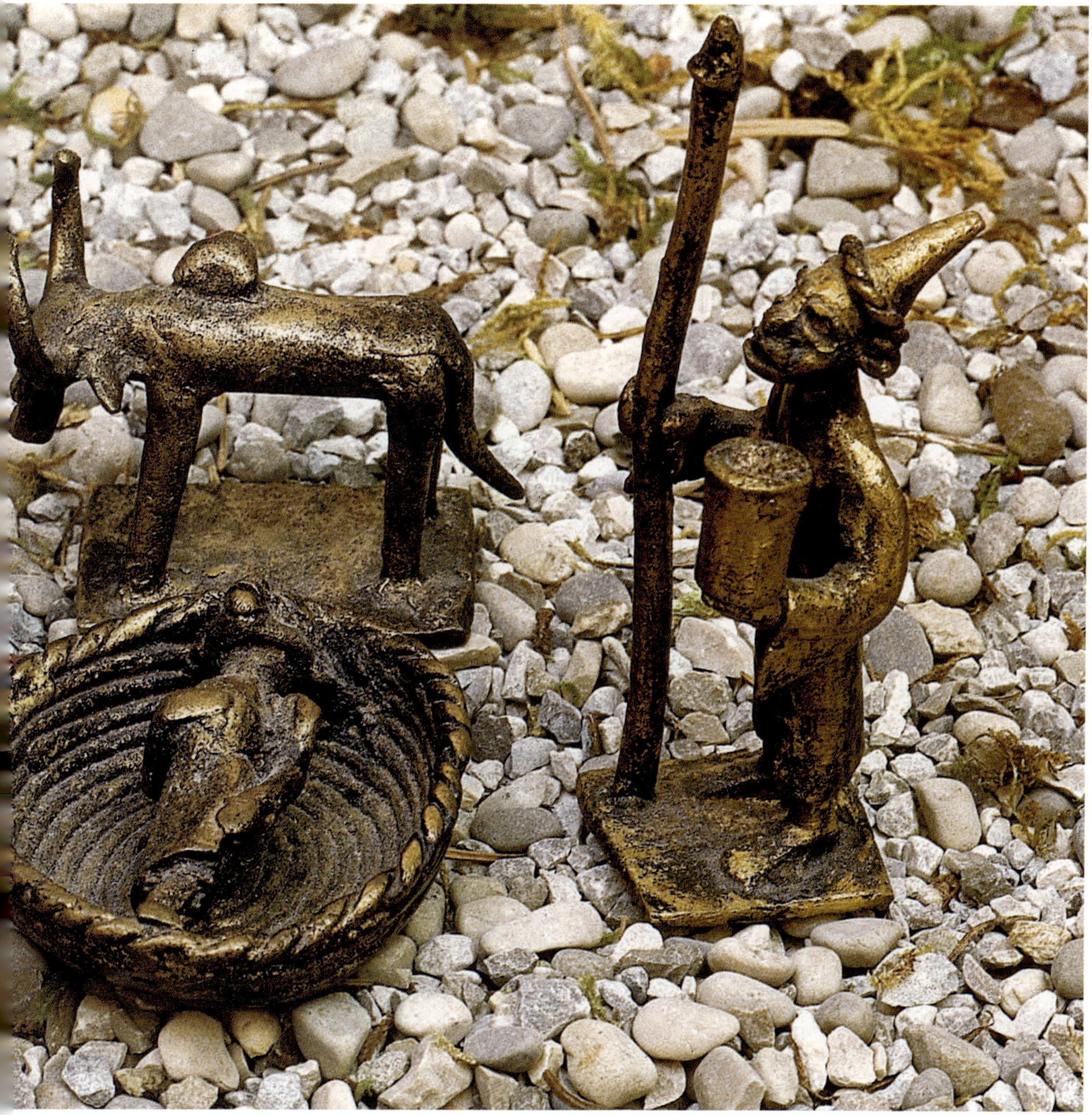

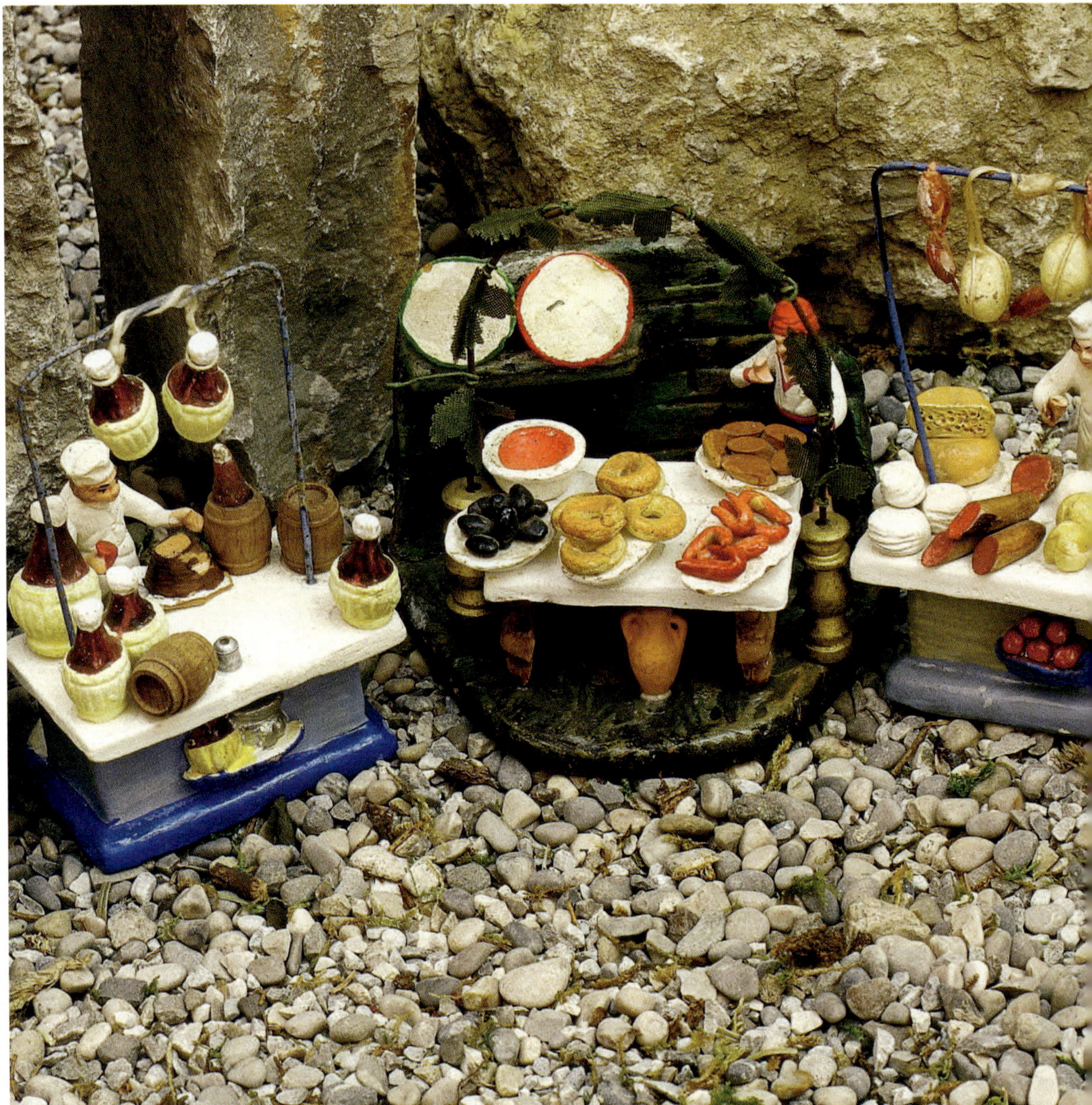

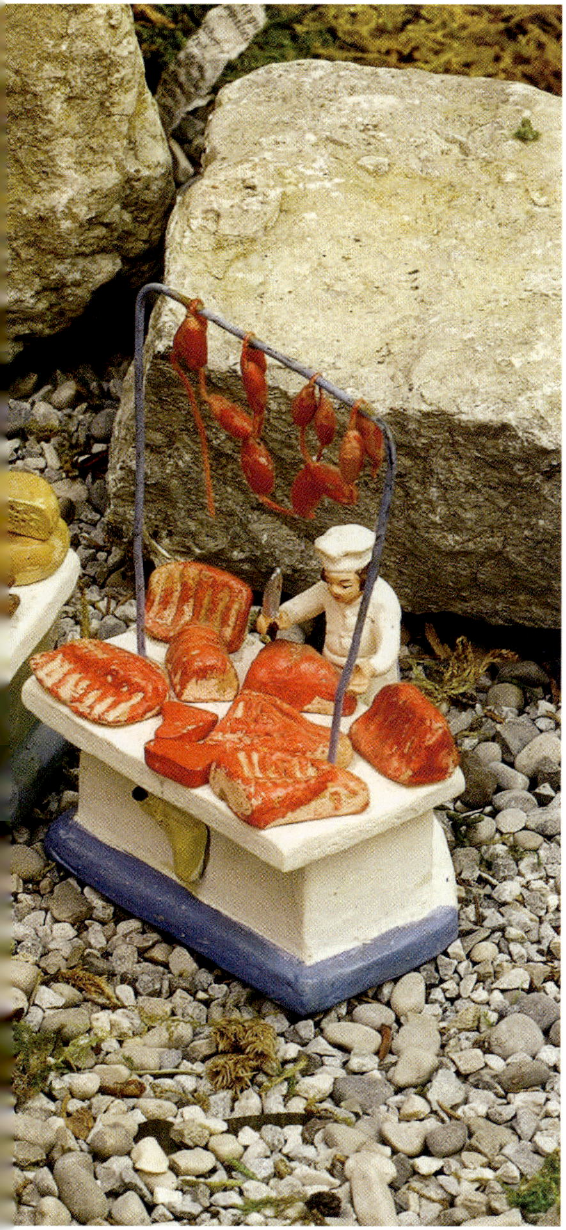

Dattelpalme zur Welt gebracht. Jesu Worte sind Stimme der Wahrheit, seine Friedfertigkeit und Milde, sein ganzer Lebenswandel sind vorbildlich. Er habe die Nöte seiner Zeit erkannt und sich um ihre Überwindung bemüht, schreibt einer der großen islamischen Theologen. Er habe die universale Liebe Gottes gegenüber allen Menschen, vor allem den Unterdrückten, verkündigt und jeden kompromisslos in die Verantwortung vor Gott gerufen.

So verbindet das Kind in der Krippe die drei großen Buchreligionen: Judentum, Christentum und Islam. Sich vor der Krippe darauf zu besinnen, könnte dem Frieden zwischen den Religionen dienen und damit dem Frieden auf Erden.

Auch eine *ökonomische Dimension* hat das Christfest. Die armen Hirten sind an der Krippe und bringen ihre bescheidenen Gaben: Milch, Butter, Käse, ein Lamm. Die Weisen aus dem Morgenland tun ihre Schätze auf. Das Kind in der Krippe weckt die Bereitschaft zu schenken, zu teilen, zu verzichten, ja, zu opfern. So will es die Menschen zusammenführen, reiche und arme, gebildete und ungebildete. Es weckt Bürgersinn; es kann Eigensinn, Eigennutz und Eigenwohl verwandeln in Gemeinsinn, Gemeinnutz und Gemeinwohl. Es will die Kluft zwischen Reichen und Armen überbrücken helfen. Es verwandelt Hartherzigkeit und Kaltherzigkeit in Barmherzigkeit und Warmherzigkeit. Es lehrt erkennen, dass nicht knallharte Ellenbogen, sondern zärtliche Hände die wichtigsten Körperteile sind. Es gibt in einer weihnachtlichen Ökonomie der Menschlichkeit Vorrang vor der reinen Wirtschaftlichkeit. So hält die Krippe auch eine ökonomische Botschaft bereit. Schließlich gibt es auch noch eine *ökologische* Dimension des Christfestes. Die Schafe weiden auf den Feldern von Bethlehem. Ochs und Esel stehen im Stall. Die Krippenlandschaft macht sichtbar, dass die Weihnachtsbotschaft nicht nur den Menschen gilt, sondern auch den Bergen und Tälern, den Feldern und Wiesen, den Bäumen, Sträuchern und Blumen, den Flüssen, Seen und allen Tieren. Auch für unsere Umwelt und Mitwelt ist Christus geboren, damit sie nicht verloren gehen. Der Apostel Paulus schreibt: *Das ängstliche Harren der Kreatur wartet auf die Erlösung* (Römer 8,19). So hat die Krippe auch eine ökologische Botschaft und will ökologische Verantwortung wecken. Denn Welt, Umwelt, Mitwelt gingen verloren, aber Christ ist geboren.

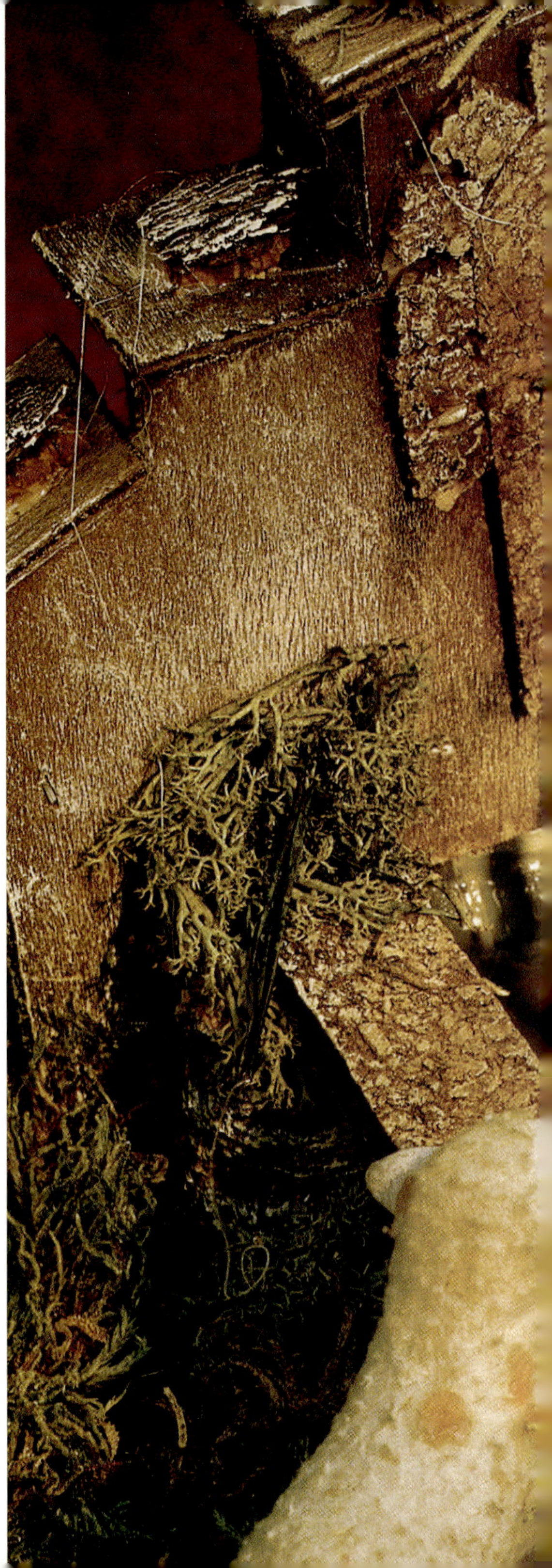

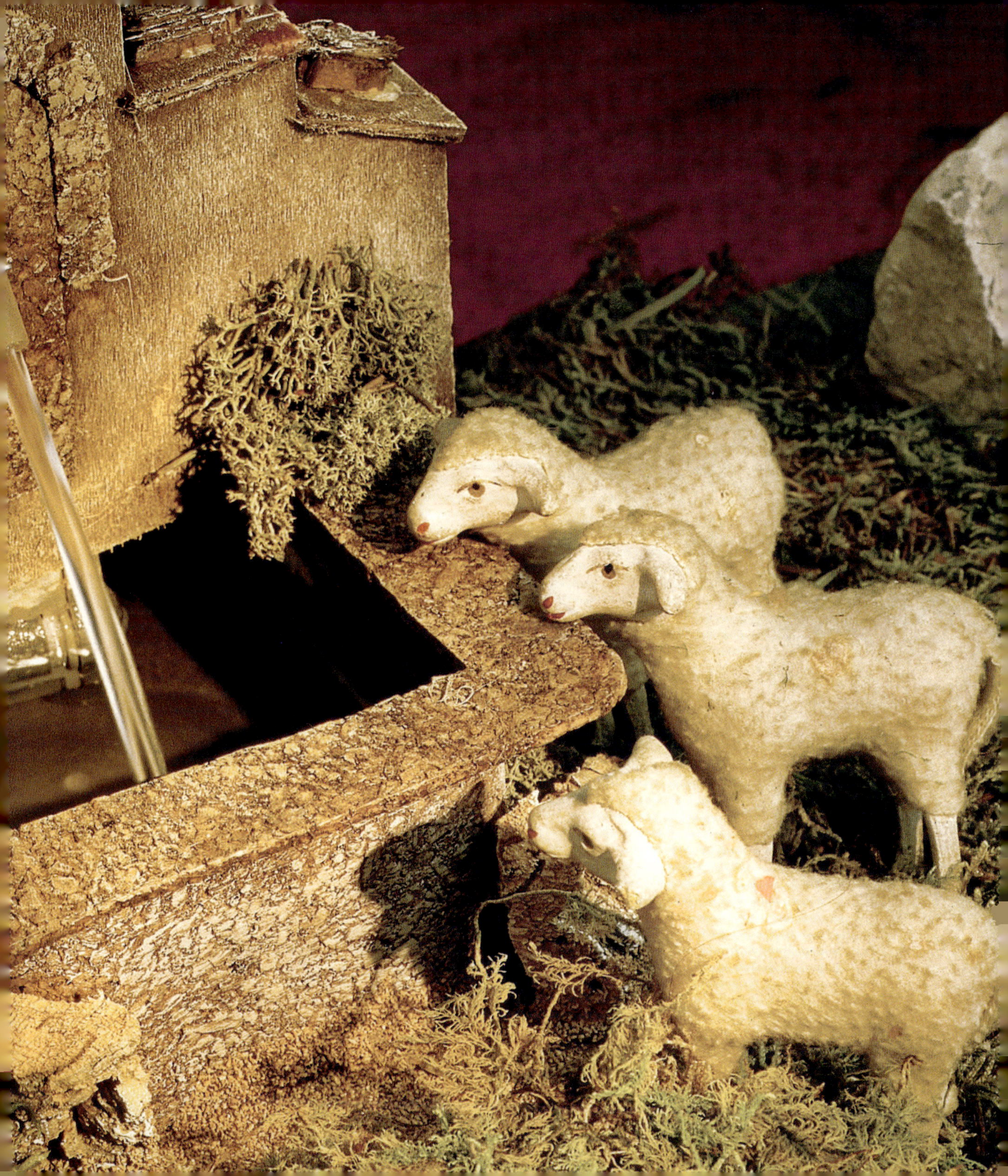

Im Haus der Welt soll es ökumenisch, ökonomisch und ökologisch zugehen, aber auch in unseren Häusern, in unserer Wohnung, in der Jesus wohnen will. Das Kind in der Krippe lässt sich bitten: *Komm, Herr Jesus, sei unser Gast*. Es tut unseren Häusern gut, wenn sie erfüllt sind von der warmen, herzlichen Atmosphäre des Stalles von Bethlehem. Es tut unseren Familien gut, wenn sie sich anstecken lassen vom Geist der Heiligen Familie, die keineswegs eine ideale Familie war, die aber ihre Konflikte zu meistern wusste. Es würde unseren Kindern helfen, die Erwachsenen von morgen zu werden, wenn sie aufwüchsen mit dem Kind in der Krippe und wenn wir Erwachsenen von heute würden wie die Kinder. Das meinte jedenfalls das Kind in der Krippe, als es erwachsen war.

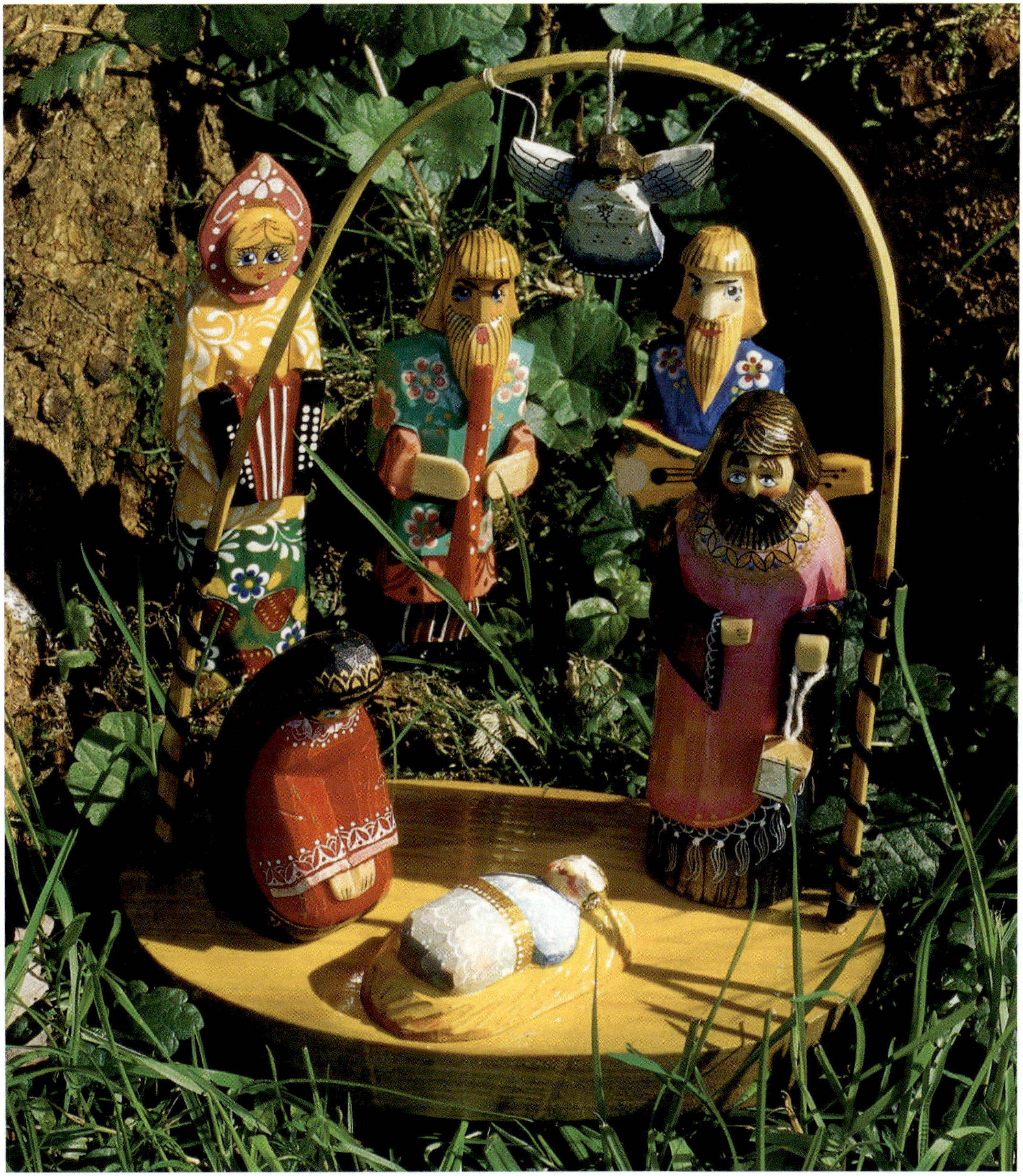

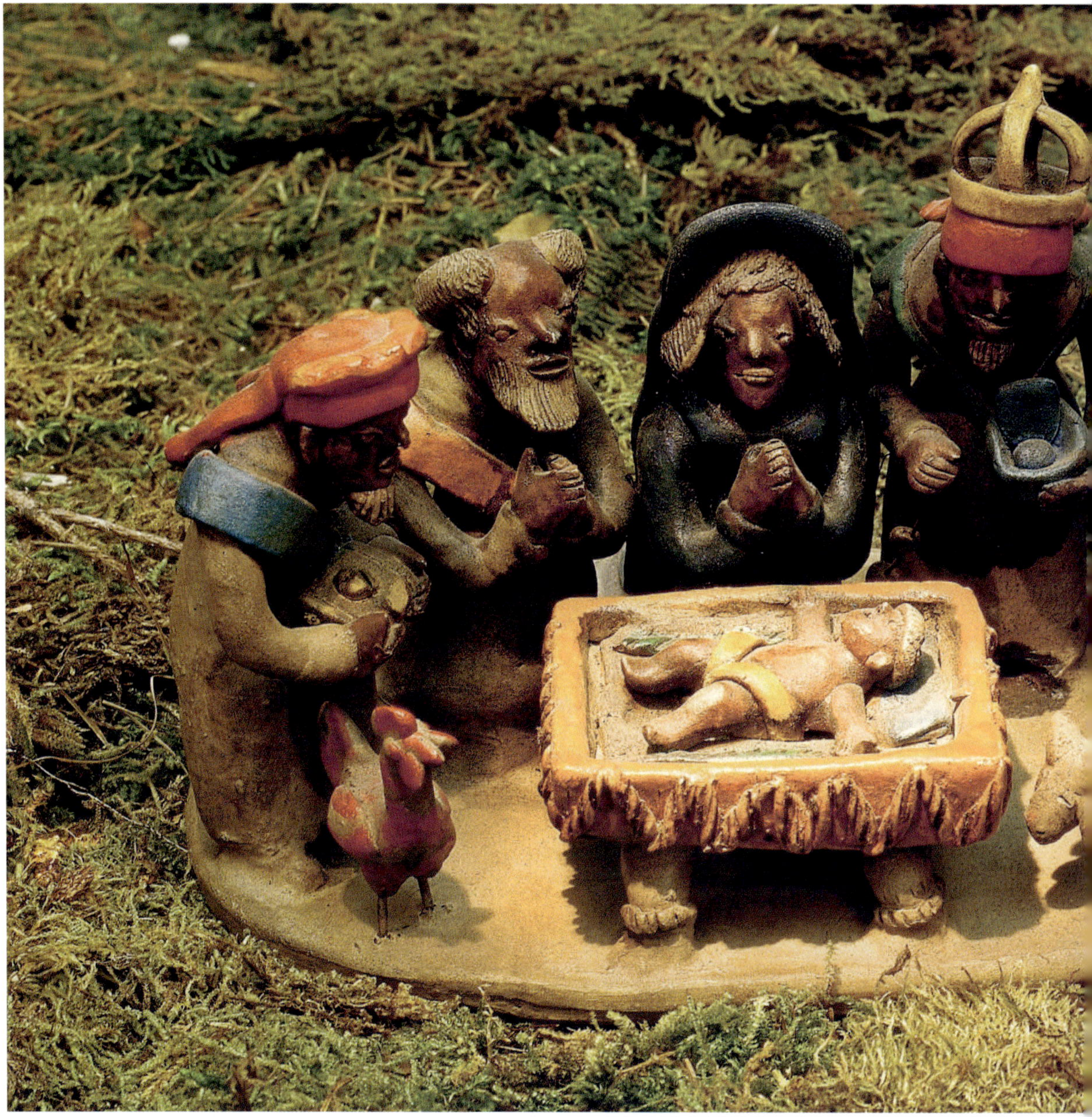

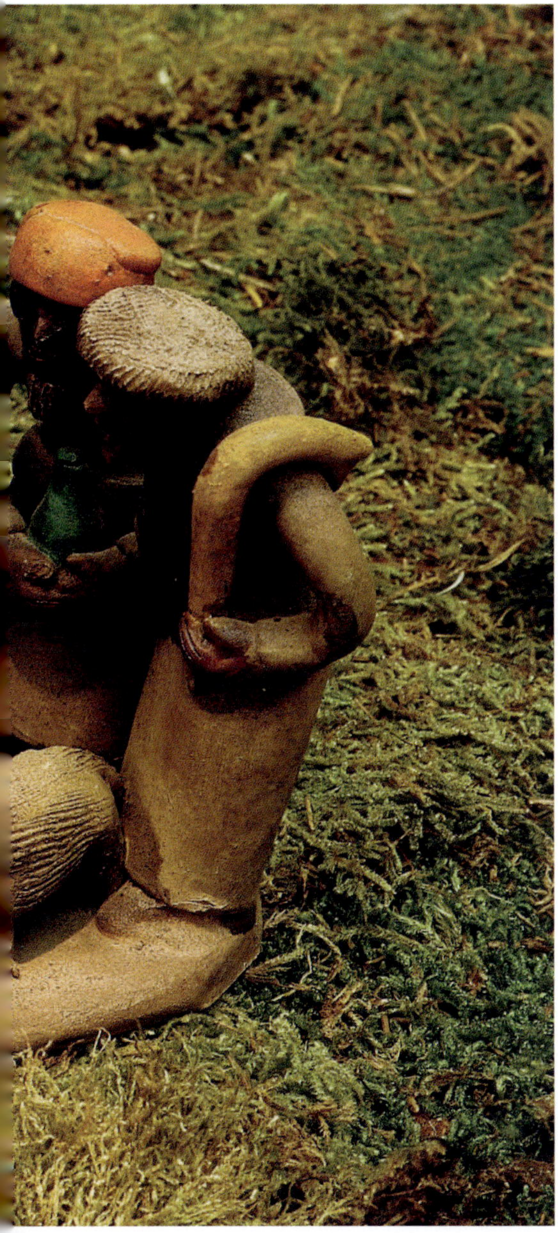

Theologie am Krippenweg

Woher nur rührt die Freude an der Krippe, die viele Krippenfreunde mit mir teilen? Sie mag eine ihrer Ursachen haben in der Lust am Basteln, Werkeln und Gestalten, von der große und kleine Künstler ergriffen werden. Wahrscheinlich gibt es doch noch mehr Krippen bauende Krippenfreunde als Modelleisenbahnfans.

Der wahre Grund liegt jedoch tiefer. In den Krippen wird gezeigt, was einst geschehen ist, als Maria ihren ersten Sohn gebar, in Windeln wickelte und in eine Krippe legte. Die Botschaft der Weihnacht gilt nicht nur unseren Ohren, sondern auch unseren Augen. *Das Wort ward Fleisch* (Johannes 1,14). Aus der Ferne des Himmels kommt Gott uns auf Erden nahe. Der Unsichtbare wird sichtbar, der Ungreifbare greifbar, der Unfassbare fassbar. Er lebt unter seinen Verhältnissen, wenn er sich auf unsere Verhältnisse einstellt, um sie zu verändern und zu bessern. Er begibt sich unter sein Niveau auf unsere Ebene, um uns auf sein Niveau, auf seine Ebene zu heben. Gott wird Mensch, damit wir menschlich leben können. Denn seine Menschwerdung bleibt nicht ohne Folgen für unsere »Menschwertung«. Auf einem Graffiti ist zu lesen: *Mach's wie Gott: Werde Mensch.* Hildegard von Bingen (1098–1179) schreibt: *Gottes Sohn wird Mensch, damit der Mensch Heimat habe in Gott.*

In der Krippe kann die sehnsüchtige Suche und die suchende Sehnsucht nach Gott Erfüllung finden. Da wird der große Gott ein kleiner Knabe. Gott macht sich klein. Er schlüpft in unsere Haut. Er gewinnt Fleisch und Blut, Hand und Fuß, ein Gott zum Anfassen, ein Gott, mit dem man spielen kann. Das tun meine Enkel gern, und deshalb habe ich ihnen eine Holzkrippe gekauft, speziell für Kinder, damit sie damit spielen können, ohne an wertvollen Figuren etwas kaputt zu machen. Wo das Kind in der Krippe ist, soll nichts, aber auch schon gar nichts mehr kaputt gehen.

An der Krippe wird anschaulich: Gott will uns nahe sein wie ein Mensch, der uns liebt, besucht, mit uns lebt und leidet. Er geht unseren Weg mit, auch wenn dieser Weg schwierig, weit und dunkel ist. Er zeigt uns ein großes, schönes Ziel, an dem uns zuletzt aufgehen wird: Nun ist dennoch alles gut. Es hat alles seinen Sinn gehabt. Die Krippe ist wie eine Himmelfahrt von oben nach unten, damit unser Leben unten Tiefgang erfährt und mit einer Himmelfahrt von unten nach oben endet.

Martin Luther hat das trefflich ausgedrückt:

Ich hab's oft gesagt und sage es noch: Wer Gott erkennen und ohne Gefahr von Gott spekulieren will, der schaue in die Krippe. Heb unten an und lerne ernstlich erkennen der Jungfrau Marien Sohn, geboren zu Bethlehem, so der Mutter im Schoß liegt und säuget an ihrer Zitzen, oder am Kreuz hänget – danach will er fein lernen, wer Gott sei. Solches wird alsdann nicht schrecklich, sondern aufs allerliebste und tröstlichste sein. Ohne dass wir jenes Kindlein gut begriffen haben, ist das Nachdenken über die göttliche Majestät nicht anzugehen. Vielmehr muss jene Leiter bestiegen werden, die Gott uns selbst hinhält. Von jenen Stufen muss Gebrauch gemacht werden, die Gott vorbereitet und für uns hergerichtet hat. Der Sohn Gottes will nicht im Himmel gesehen und gefunden werden. Daher ist er vom Himmel herabgestiegen auf diese unsere Erden. Er ist in unser Fleisch gekommen, er hat sich in den Schoß der Mutter gelegt und ließ sich ans Kreuz schlagen.

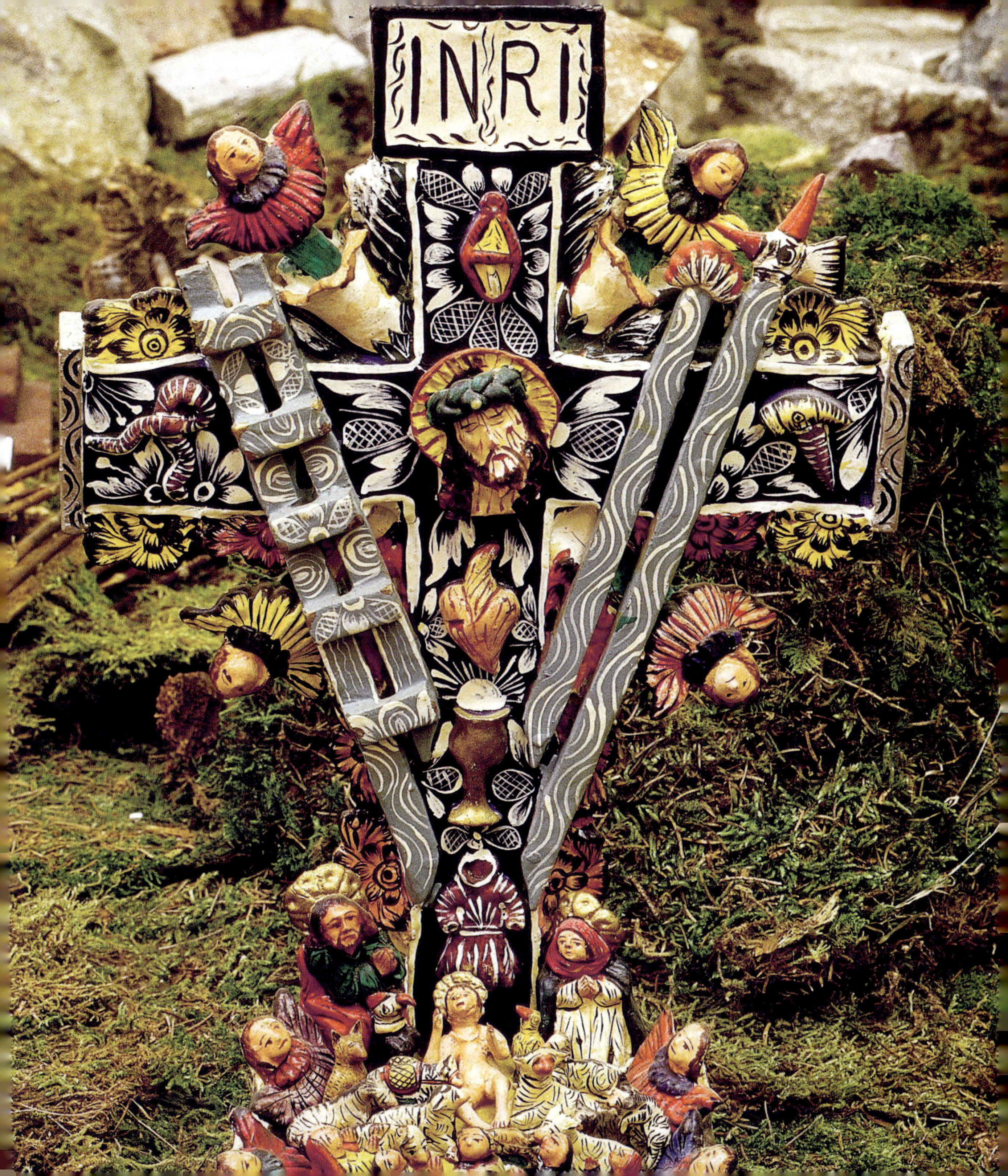
INRI

Diese Leiter von oben nach unten ist hier in unserer Welt aufgestellt. Über sie sollen wir von unten nach oben in den Himmel steigen. So ermahne und warne ich jedermann, dass man das Spekulieren anstehen lasse und flattere nicht zu hoch. Bleibe hienieden bei der Krippe und Windeln, darin Christus liegt, der Krippenherr und Windelfürst. Er säuget an der Mutter Brust und isst den Brei. In ihm wohnt die Fülle der Gottheit leibhaftig. Da kann man Gottes nicht fehlen, sondern trifft und findet ihn gewisslich. Darum, willst auch du erleuchtet und warm werden, sodass dein Herz entbrennt und andächtig und fröhlich werde, so gehe hin zur Krippe, wo du stille seist, und das Bild dir tief ins Herz fassest. Dann wirst du finden Wunder über Wunder. Wir fassen keinen anderen Gott als den, der in jenem Menschen ist, der vom Himmel kam. Darum fange ich bei der Krippe an.

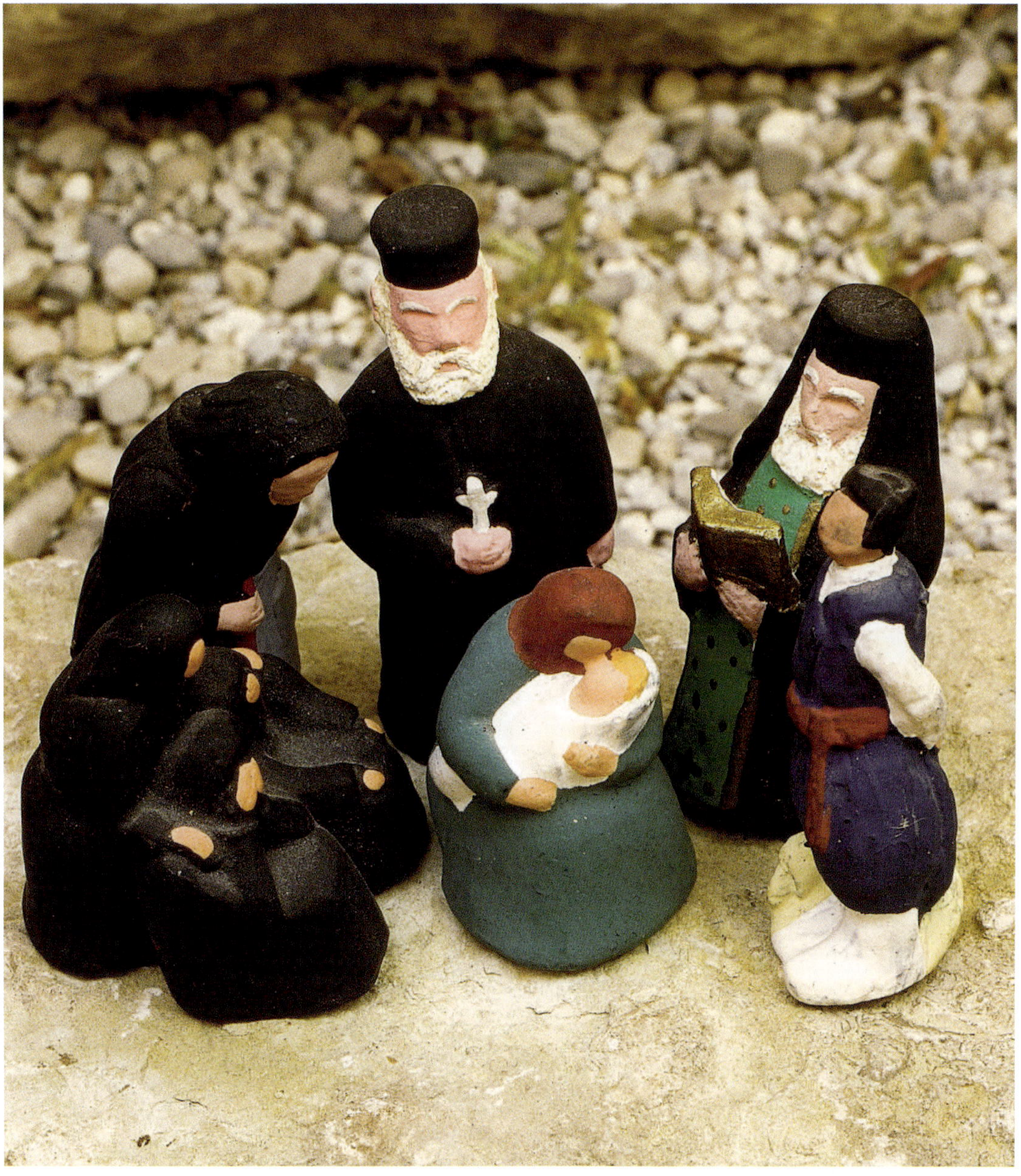

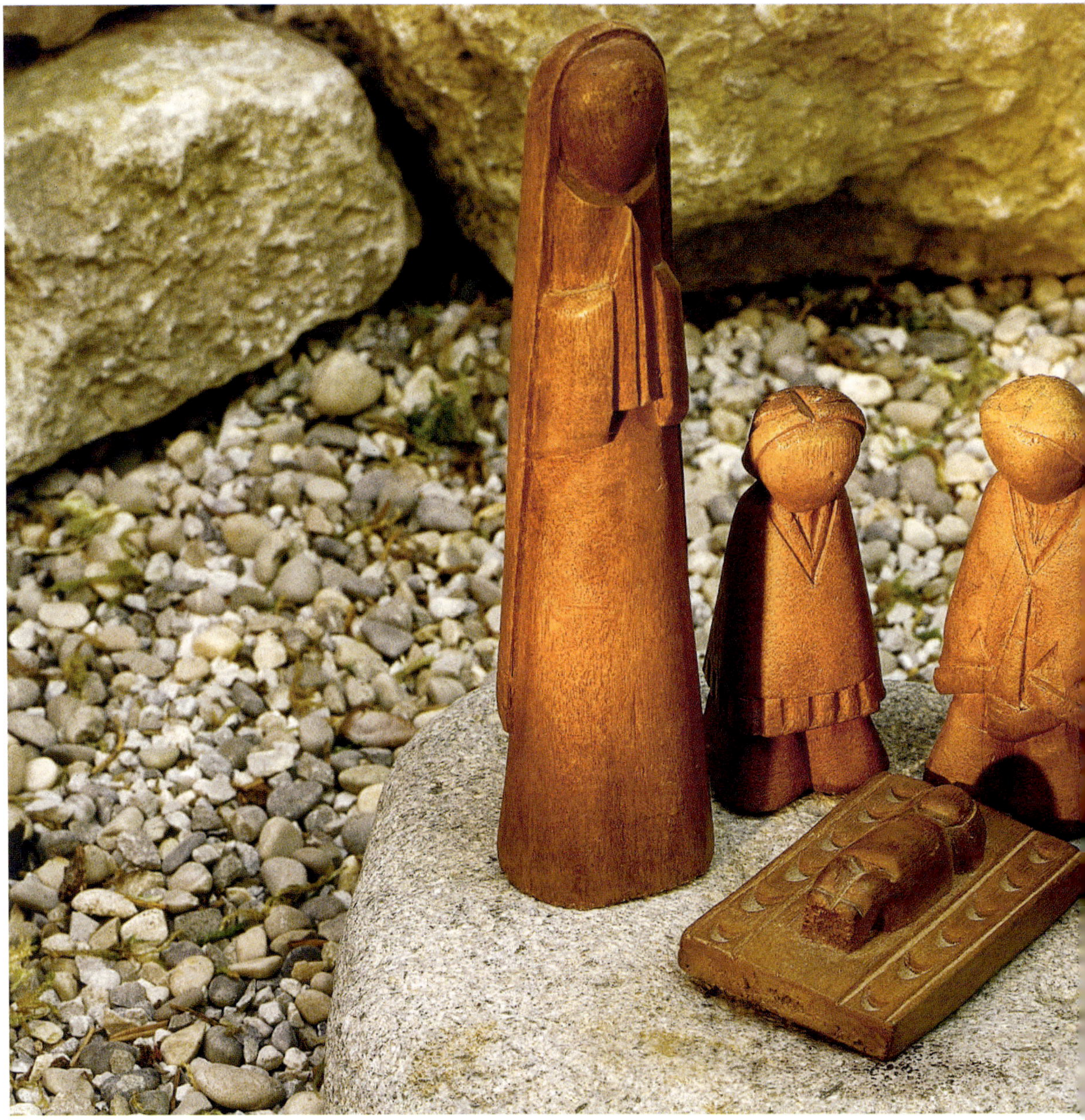

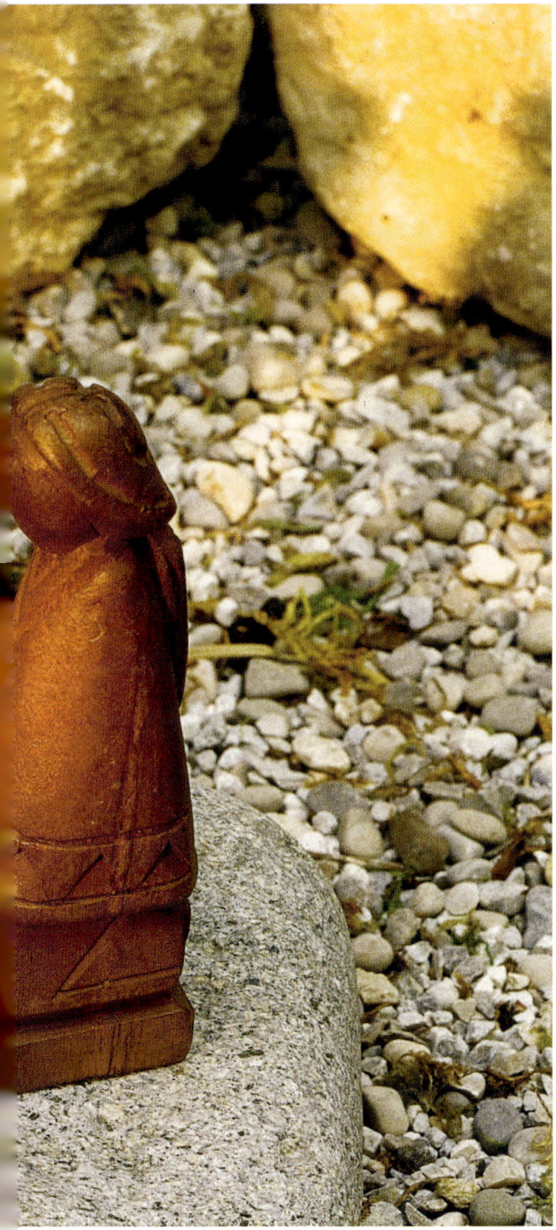

Krippen-meditation

Gerne sitzen meine Frau und ich am Abend an der Krippe. Eine Kerze brennt. Ganz konzentriert sind wir auf das, was geschehen ist. Meditierend machen wir uns unsere eigenen Gedanken zu den einzelnen Figuren und Szenen.
Das schöne Krippenlied von Paul Gerhardt (1607–1676) geht uns durch den Kopf:

Ich steh an deiner Krippen hier,
o Jesu, du mein Leben;
ich komme, bring und schenke dir,
was du mir hast gegeben.
Nimm hin, es ist mein Geist und Sinn,
Herz, Seel und Mut, nimm alles hin
und lass dir's wohl gefallen.

Ich lag in tiefster Todesnacht,
du warest meine Sonne,
die Sonne, die mir zugebracht
Licht, Leben, Freud und Wonne.
O Sonne, die das werte Licht
des Glaubens in mir zugericht',
wie schön sind deine Strahlen!

Ich sehe dich mit Freuden an
und kann mich nicht satt sehen;
und weil ich nun nichts weiter kann,
bleib ich anbetend stehen.
O dass mein Sinn ein Abgrund wär
und meine Seel ein weites Meer,
dass ich dich möchte fassen!

Wir genieren uns nicht, das alte Kinderlied zu singen:

Ihr Kinderlein, kommet,
o kommet doch all,
zur Krippe her kommet
in Bethlehems Stall
und seht, was in dieser
hochheiligen Nacht
der Vater im Himmel
für Freude uns macht.

O beugt wie die Hirten
anbetend die Knie,
erhebet die Hände
und danket wie sie;
stimmt freudig, ihr Kinder –
wer wollt sich nicht freun? –
stimmt freudig zum Jubel
der Engel mit ein.

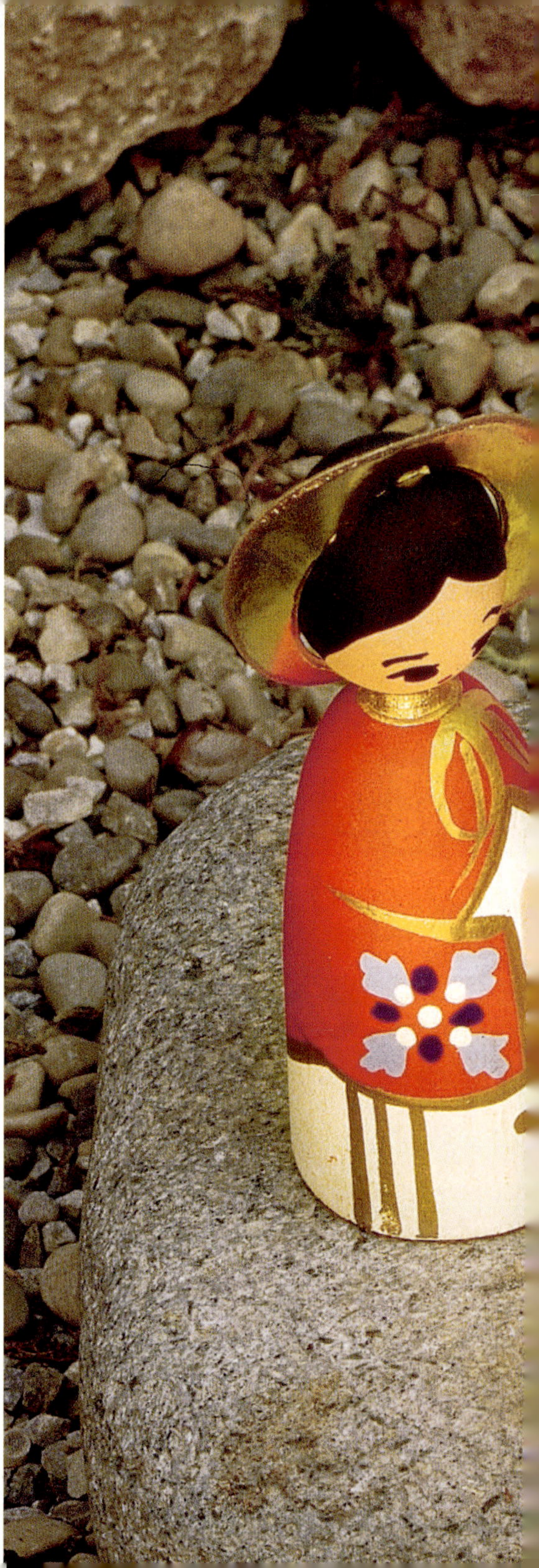

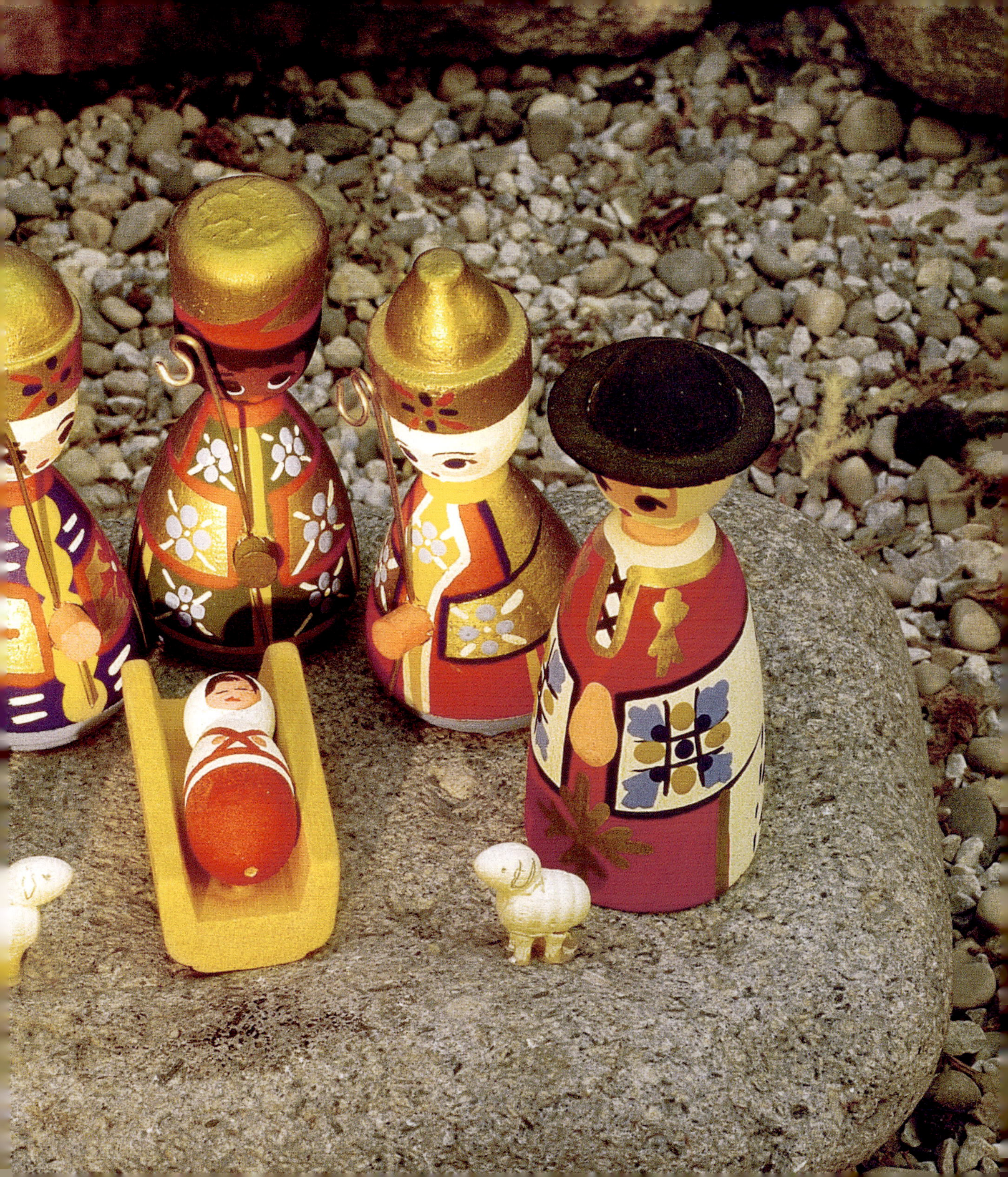

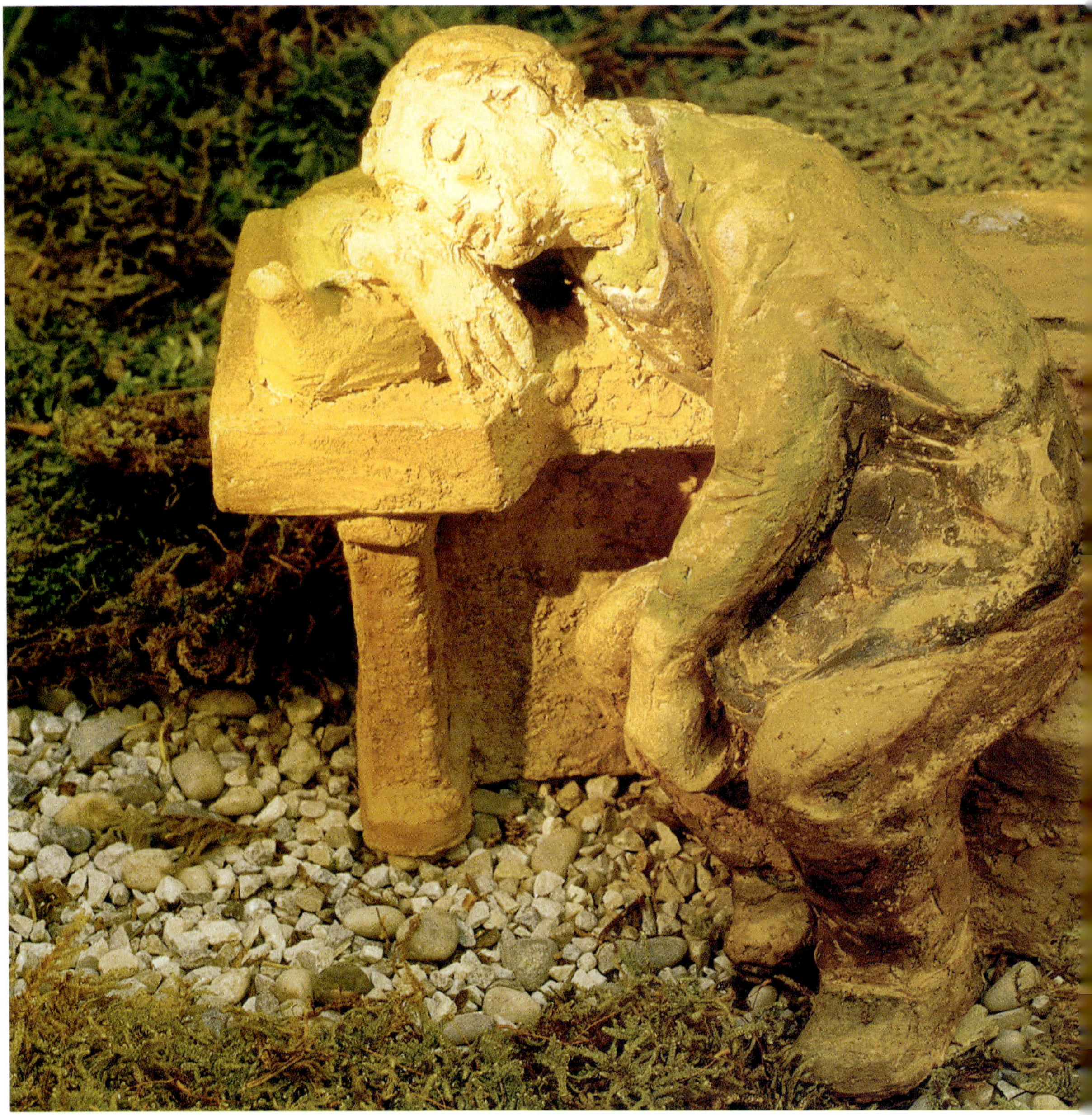

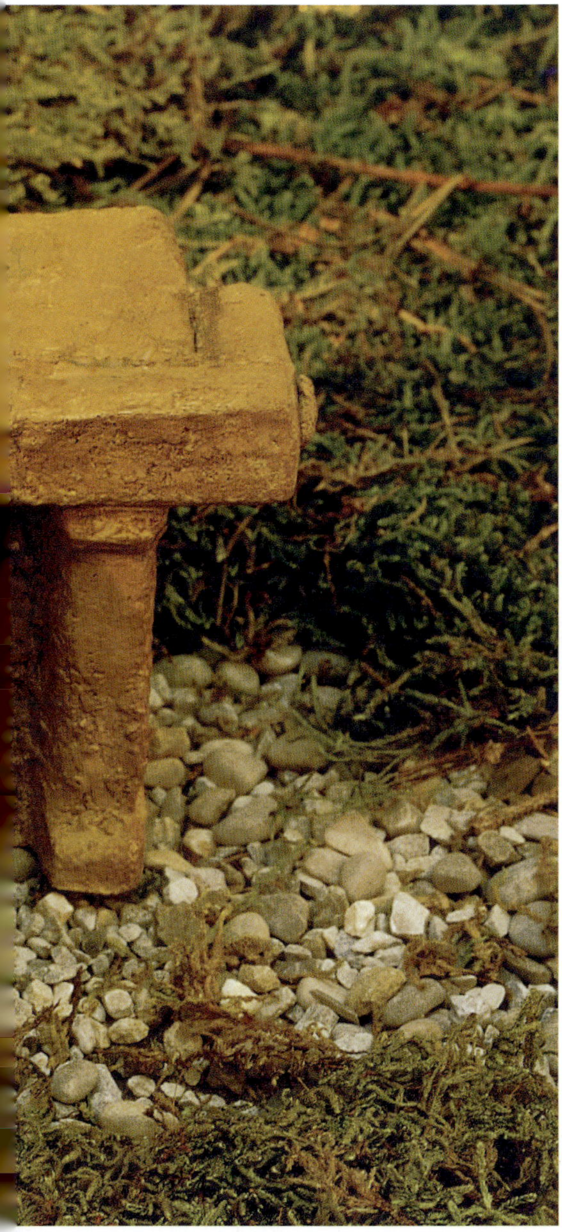

Der Zimmermann Joseph

Die Geburt Jesu Christi geschah aber also: Als Maria, seine Mutter, dem Joseph vertrauet war, erfand sich's, ehe er sie heimholte, dass sie schwanger war von dem Heiligen Geist. Joseph aber, ihr Mann, war fromm und wollte sie nicht in Schande bringen, gedachte aber, sie heimlich zu verlassen. Indem er aber also gedachte, siehe, da erschien ihm ein Engel des Herrn im Traum und sprach: Joseph, du Sohn Davids, fürchte dich nicht, Maria, dein Gemahl, zu dir zu nehmen; denn das in ihr geboren ist, das ist von dem Heiligen Geist. Und sie wird einen Sohn gebären, des Namen sollst du Jesus heißen, denn er wird sein Volk retten von ihren Sünden. Das ist aber alles geschehen, auf dass erfüllt würde, was der Herr durch den Propheten gesagt hat, der da spricht: »Siehe, eine Jungfrau wird schwanger sein und einen Sohn gebären, und sie werden seinen Namen Immanuel heißen«, was ist verdolmetscht: Gott mit uns. Da nun Joseph vom Schlaf erwachte, tat er, wie ihm des Herrn Engel

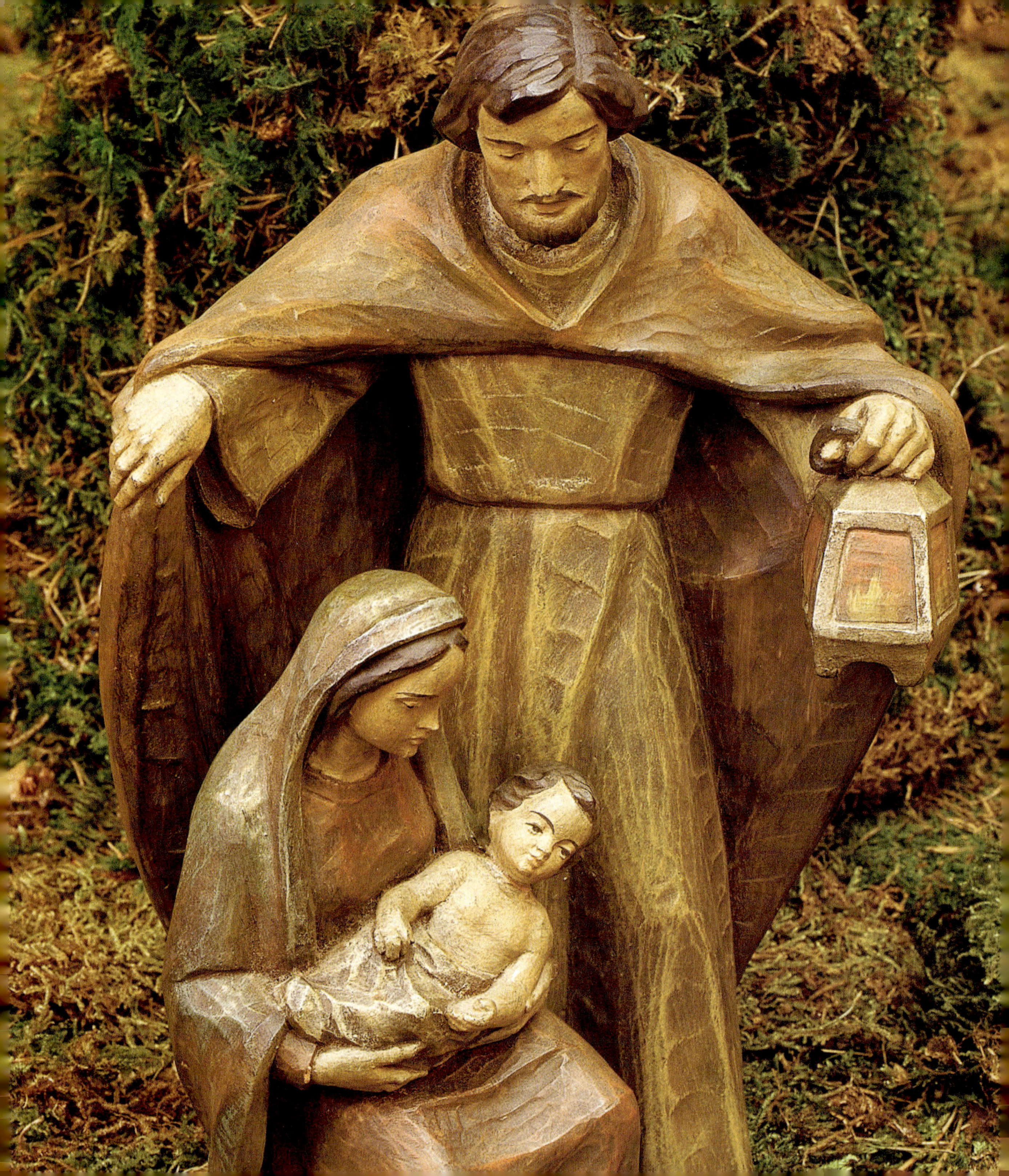

befohlen hatte, und nahm sein Gemahl zu sich. Und er berührte sie nicht, bis sie einen Sohn gebar; und hieß seinen Namen Jesus (Matthäus 1,18–25).
Da liegt er, der Joseph, über seiner Hobelbank, erschöpft von der Arbeit und schon etwas mitgenommen von den Dingen, die da kommen sollen, besser: von dem Kind, das da kommen soll. Er schläft den Schlaf des Gerechten. Ich versuche, ihm abzulauschen, was er sich im Traum wohl gedacht hat.
»Ich bin Joseph, der Mann der Maria, der Zimmermann aus Nazareth. Leider komme ich an Weihnachten immer zu kurz. Man lässt mich einfach bloß so herumstehen. Ich darf die Laterne halten, den Stall ausmisten und den Esel reisefertig machen für die Flucht nach Ägypten. In der Bibel ist nach Weihnachten nichts mehr von mir zu hören. In euren Liedern singt ihr mein Lob nur selten. Das habe ich nicht verdient. Immerhin bin ich der irdische Vater Jesu.
Zugegeben: Ich hatte an Weihnachten nur eine kleine Rolle. Im entscheidenden Augenblick der Weltgeschichte hat Gott auf die Mitwirkung von uns Männern verzichtet. Das sollte uns etwas bescheidener machen. Das sollte uns anspornen, wenigstens unsere kleine Rolle so gut wie möglich zu erfüllen.
Ich bin fromm, jedenfalls wird mir das nachgesagt, nicht frömmelnd oder gar bigott. Aber ich bin an Gott orientiert. Weil ich auf ihn höre, habe ich etwas zu sagen und weiß, was ich zu tun und zu lassen habe. Weil ich von ihm geführt bin, konnte ich Maria und das Kind nach Bethlehem und auf dem Umweg über Ägypten wieder nach Nazareth zurückführen. »Frisch, fromm, fröhlich, frei« – das ist kein schlechtes Motto. Nicht nur Maria ist eine Schutzmantel-Madonna. Auch ich breite meinen Mantel aus, einhüllend, schützend, wärmend. So bin ich ein Schutzmantel-Joseph.
Nur so konnte ich auch ertragen, was Gott mir aufgebürdet hat. Und er hat mir einiges auferlegt. Er hat meine Lebenskreise so gestört, dass ich meinte, das Ganze sei zum Davonlaufen. Aber dann bin ich doch geblieben. Da wurde es für mich Weihnachten. Man muss Gott aushalten und ertragen, um zu merken, dass man dennoch von ihm gehalten und getragen ist, auch an schlechten Tagen.
Ich habe gerne und gut geschlafen. Sechs Geschichten werden von mir erzählt, in vieren habe ich tatsächlich geschlafen. Ich schäme mich deshalb nicht. Den

Seinen gibt's der Herr auch im Schlaf. Mir hat er's im Schlaf gegeben, im Traum. Ich war ein großer Träumer vor dem Herrn, wirklich vor dem Herrn. Er hat mir auf diese Weise manchen Wink zukommen lassen. Achtet also auf eure Träume. Sie sind keine Schäume.

Mit meiner Vaterrolle hatte ich zunächst Probleme. Immer wieder musste mich Maria bitten: ›Joseph, lieber Joseph mein, hilf mir wiegen das Kindelein.‹ Ich habe mich ganz schön dumm angestellt. Aber ich habe gelernt, Vater, Hausmann und Zimmermann in einem zu sein, und das hat mir sogar Freude gemacht.

Meine größte Freude war freilich, als Jesus in Nazareth bei uns wohnte. Er war mein Nächster und ich der seine. Wir waren Hausgenossen. Ganz unscheinbar, als kleines Kind war unser Jesus da. Oft war er gar nicht zu bemerken, aber er war da. Wir liebten uns und waren eine gute, man sagt sogar eine heilige Familie.«

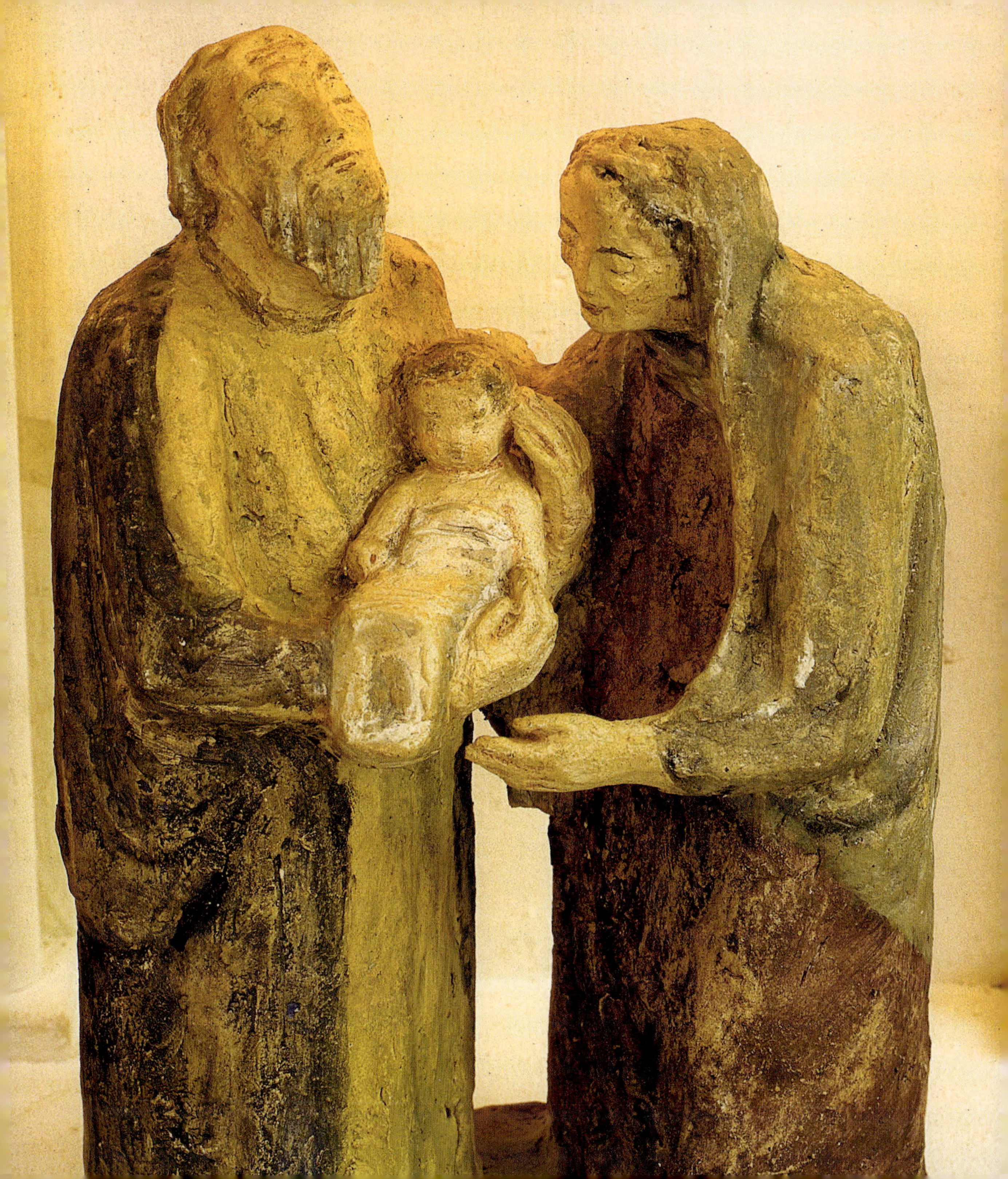

Die Mutter Maria

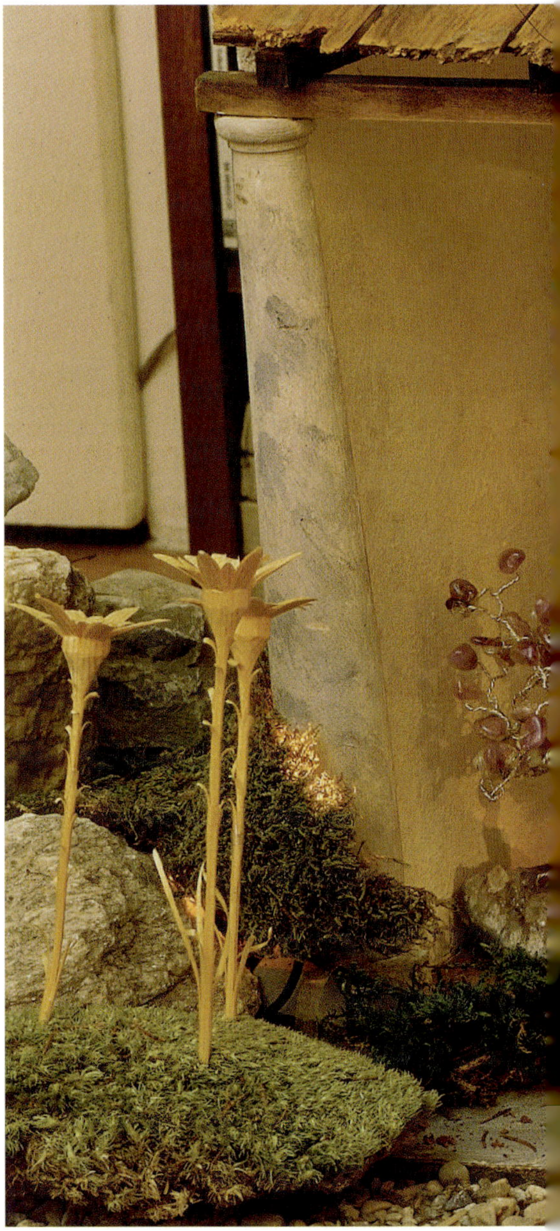

Zu der Zeit wurde der Engel Gabriel von Gott gesandt in eine Stadt in Galiläa, die heißt Nazareth, zu einer Jungfrau, die vertraut war einem Mann mit Namen Joseph vom Hause David; und die Jungfrau hieß Maria. Und der Engel kam zu ihr hinein und sprach: »Sei gegrüßt, du Begnadete! Der Herr ist mit dir!« Sie aber erschrak über die Rede und dachte: Welch ein Gruß ist das? Und der Engel sprach zu ihr: »Fürchte dich nicht, Maria, du hast Gnade bei Gott gefunden. Siehe, du wirst schwanger werden und einen Sohn gebären, und du sollst ihm den Namen Jesus geben. Der wird groß sein und Sohn des Höchsten genannt werden; und Gott der Herr wird ihm den Thron seines Vaters David geben, und er wird König sein über das Haus Jakob in Ewigkeit, und sein Reich wird kein Ende haben.«
Da sprach Maria zu dem Engel: »Wie soll das zugehen, da ich doch von keinem Mann weiß?« Der Engel antwortete und sprach zu ihr: »Der Heilige Geist wird über dich kommen, und die Kraft des Höchsten wird dich überschatten; darum wird auch das Heilige,

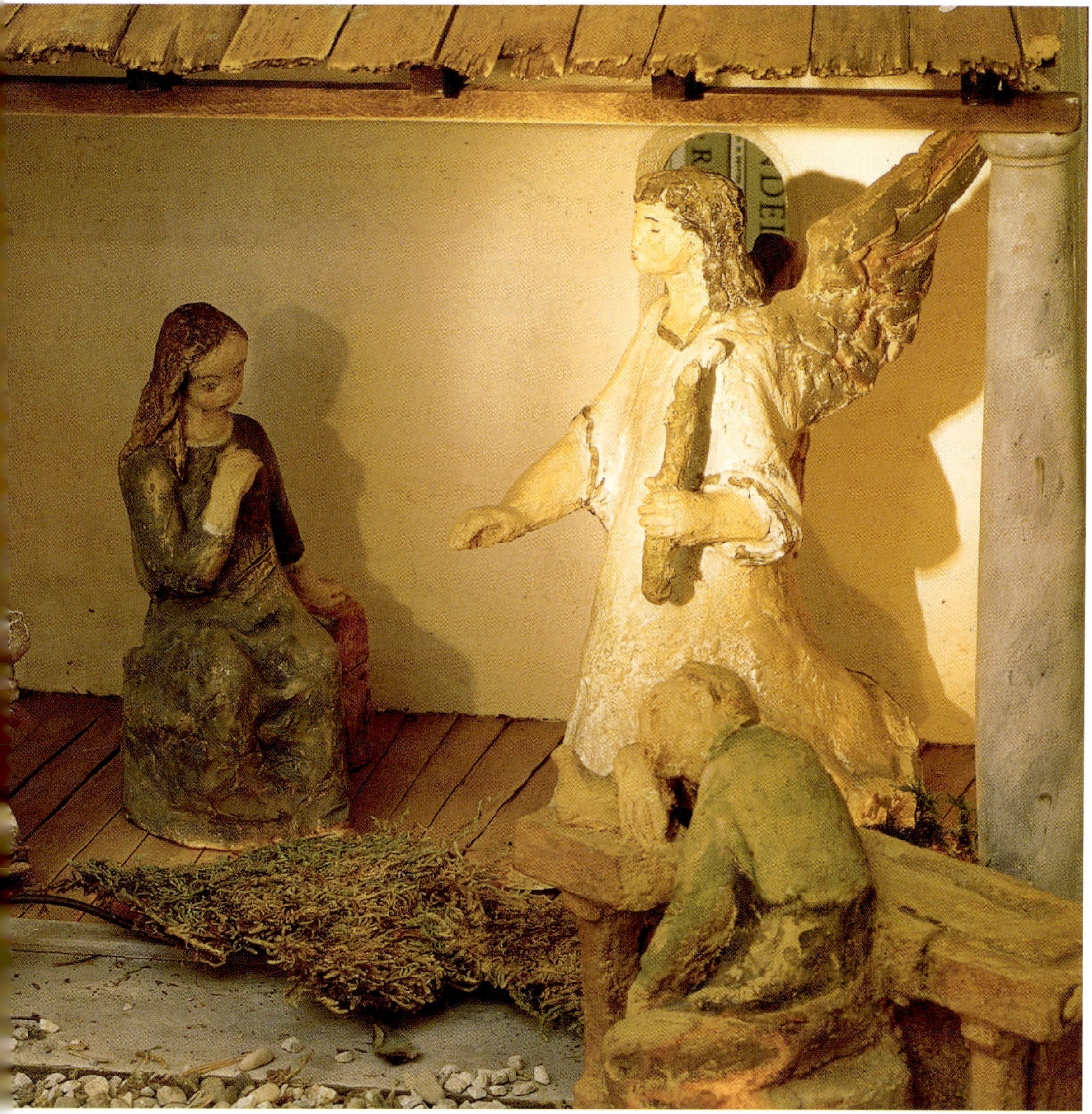

das geboren wird, Gottes Sohn genannt werden. Und siehe, Elisabeth, deine Verwandte, ist auch schwanger mit einem Sohn, in ihrem Alter, und ist jetzt im sechsten Monat, von der man sagt, dass sie unfruchtbar sei. Denn bei Gott ist kein Ding unmöglich.«
Maria aber sprach: »Siehe, ich bin des Herrn Magd; mir geschehe, wie du gesagt hast.« Und der Engel schied von ihr (Lukas 1,26–38).
Maria – ich liebe diese Frau. Ich verehre die Frau, die mit Gott schwanger ging, die Gott zur Welt gebracht, gestillt und gewickelt hat. Maria hat ihren festen Platz im Glaubensbekenntnis der Christenheit, in dem es heißt: *geboren von der Jungfrau Maria.* Das aber bedeutet nicht mehr und nicht weniger, als dass sie auch einen festen Platz in unserem Leben haben soll. Maria ist weder evangelisch noch katholisch, sie gehört der ganzen Christenheit. Sie ist eine ökumenische Frau.
Viele, nicht nur junge Menschen sind heute auf der Suche nach einem glaubwürdigen Vorbild. Maria kann ein Beispiel gelebten Glaubens geben, den Frauen, aber auch den Männern.
Es gibt mir immer zu denken, dass in der Weihnachtsgeschichte Maria eine wesentlich bessere Figur macht als Joseph, der Mann. Wir Männer können nur gewinnen, wenn wir uns mehr an den Frauen, auch an Maria, orientieren. Es täte uns gut, wenn wir das Frauliche, das Weibliche, den Geist Mariens, der auch in uns schlummert, neu entdeckten und zur Welt brächten, wenn wir mehr Herz, Gemüt und Gefühl zeigten und so in unserer Männlichkeit etwas menschlicher würden. Maria kann uns dazu ermuntern. Ohne sie in den Himmel zu heben – wir können von ihr nur lernen.
Beispielhaft an ihr ist, dass sie bereit war, sich auf Gott einzulassen, sich ihm zu öffnen und sich ihm zur Verfügung zu stellen, ihm in sich Raum zu geben. »Siehe, ich bin des Herrn Magd. Mir geschehe, wie du gesagt hast«, so antwortet sie dem Engel Gabriel. Das ist nicht ein Wort passiver Demut. Es ist die aktive und mutige Antwort einer starken Frau, die weiß, worauf sie sich einlässt.
Das Wort Demut hat heutzutage keinen guten Klang mehr. Aber Demut ist eine Tugend der Stärke. Sie macht stark und tapfer. Der Mut zu dienen verbirgt sich hinter ihr, der Mut, sich zu bücken zu den Gebückten und Unterdrückten. Aber nur aufrechte Naturen können sich bücken, und das war Maria.

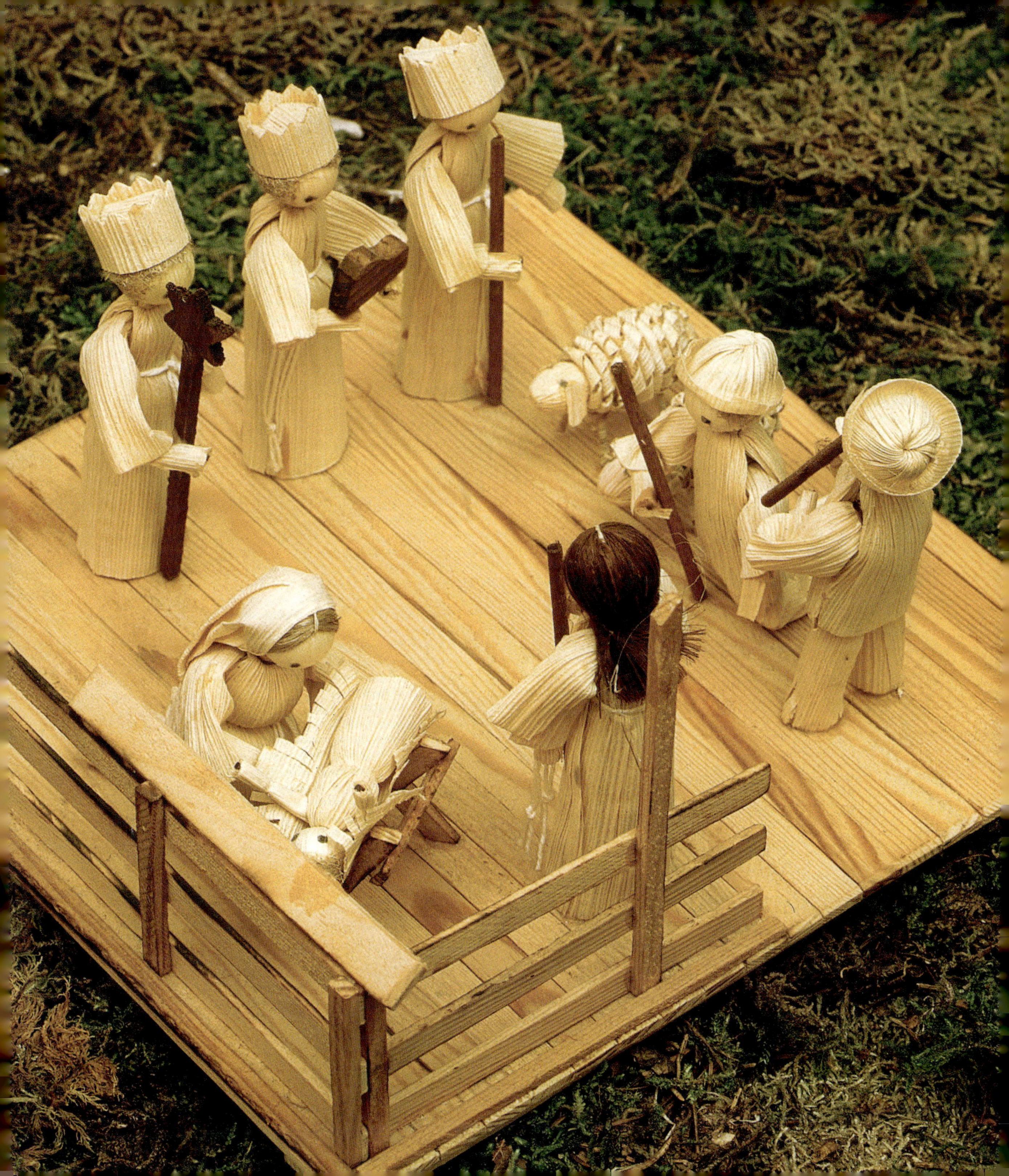

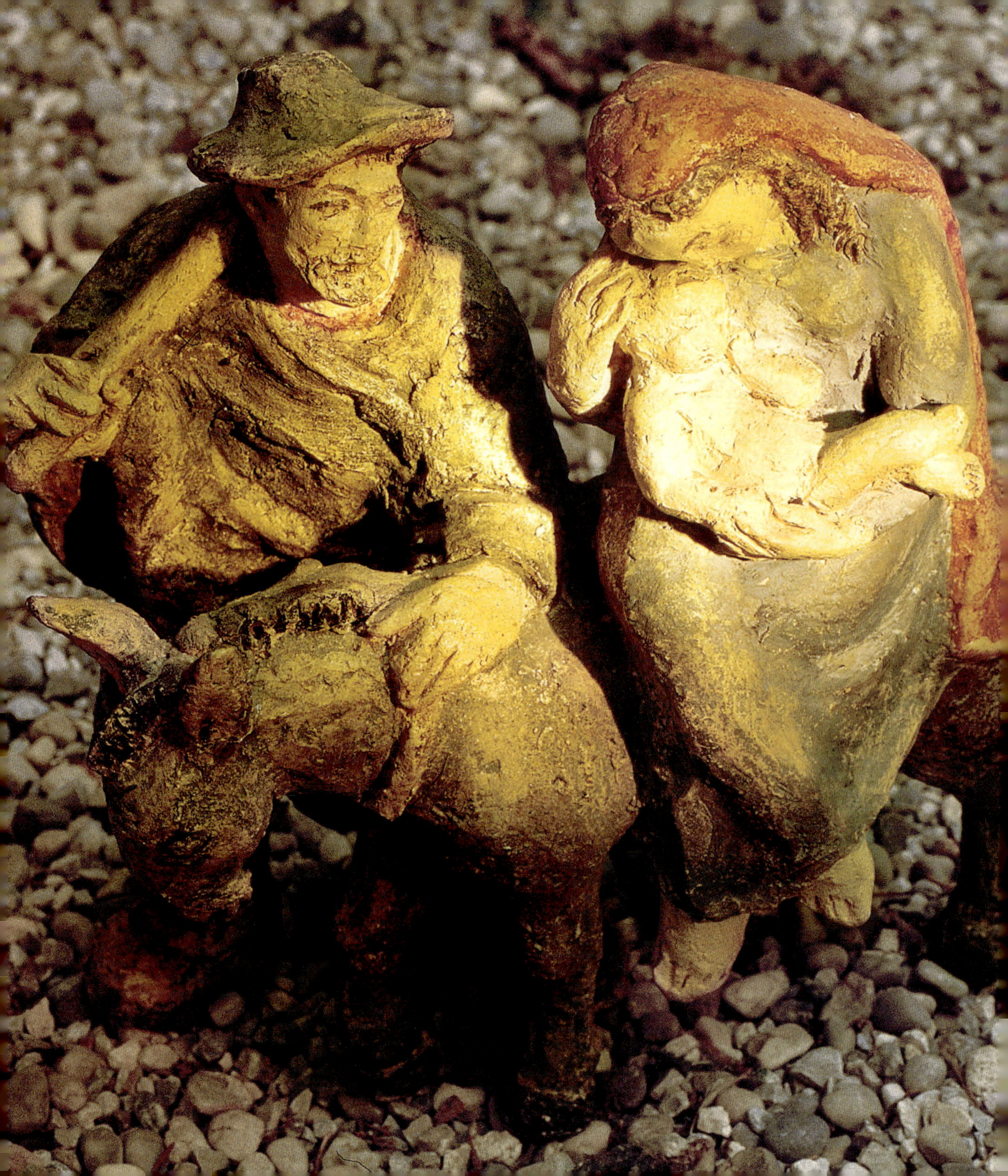

Beispielhaft ist diese Frau, weil sie sich mutig den Zumutungen Gottes stellte. Und einiges wurde ihr ja zugemutet. Es war Joseph, der Mann, der meinte, das Ganze sei einfach zum Davonlaufen. Aber dann blieb er – und Maria auch, und damit wurde es für die beiden Weihnachten. Es mag sein, dass Gott uns Dinge zumutet, die wir nicht ertragen zu können meinen. Dann sollten wir trotzdem wenigstens versuchen, uns den Zumutungen Gottes auszusetzen. Zumindest auf lange Sicht gesehen kann unser Leben damit tiefer und reicher werden. Die Zumutungen Gottes sind wie Dornen, die zu Rosen werden können. *Maria durch ein'n Dornwald ging, der hat in sieben Jahren kein Laub getragen. Da haben die Dornen Rosen getragen* – so heißt es in einem alten Lied. Auch die Dornen unseres Lebens können zu einer Rose werden.
Beispielhaft ist Maria, weil sie mit dem Wort Gottes lebt. Die großen Maler haben sie dargestellt, wie sie vor der aufgeschlagenen Bibel sitzt. Sie hatte sicher alle Hände voll zu tun mit ihrem Kind und natürlich auch mit ihrem Mann. Sie war ausgelastet. Dennoch hat sie sich einen Freiraum geschaffen, damit sie vor Gott zu sich selbst kommen konnte, wenn sie, wie wir alle auch, immer wieder außer sich war. Sie hat sich Zeit genommen zum Nachdenken, zum Umgang mit der Bibel. Sicher hat sie ihrem Jesuskind Geschichten aus dem Alten Testament erzählt. Sicher hat sie mit ihm die Psalmen gebetet. Die Zeit, die man so verbringt, zahlt sich aus. So wird Maria zum Urbild der Meditation.
Der Evangelist legt Maria das Magnificat in den Mund, das in unseren Gottesdiensten noch immer gesungen wird. Es schlägt geradezu revolutionäre Töne an. Und immer wieder hatte Maria Grund, Gott zu loben:
Meine Seele erhebt den Herrn, und mein Geist freut sich Gottes, meines Heilandes. Denn er hat die Niedrigkeit seiner Magd angesehen. Siehe, von nun an werden mich selig preisen alle Kindeskinder. Denn er hat große Dinge an mir getan, der da mächtig ist und des Name heilig ist. Und seine Barmherzigkeit währet immer für und für bei denen, die ihn fürchten. Er übet Gewalt mit seinem Arm und zerstreuet, die hoffärtig sind in ihres Herzens Sinn. Er stößet die Gewaltigen vom Thron und erhebt die Niedrigen. Die Hungrigen füllt er mit Gütern und lässt die Reichen leer. Er denket der Barmherzigkeit und hilft seinem Diener Israel auf, wie er geredet hat zu unseren Vätern, Abraham und seinen Kindern ewiglich (Lukas 1,46–55).

Das klingt nach Theologie der Befreiung. Da wird es jetzt politisch, und manche mögen vielleicht sagen: »Freunde, nicht diese Töne.« *Politisch Lied, ein garstig Lied* – ist das Magnificat also »ein garstig Lied«? Ich kann es nicht ändern, dass Maria, jedenfalls nach Meinung des Evangelisten, eine politisch denkende und engagierte Frau war, die Interesse hatte an der Welt, in der sie lebte. Unter dem Blickwinkel Gottes vermochte sie politisch zu denken, zu beten und ein Lied der Hoffnung anzustimmen, dass einmal etwas anders, besser und gerechter wird auf dieser Welt.

Wenn ich das Neue Testament lese, fällt mir auf, dass der Apostel Paulus kein Wort mehr namentlich über Maria zu sagen weiß. Sie verschwindet hinter dem, den sie geboren hat. Sich zurückzunehmen und zurückzutreten ist auch eine Tugend, die man von Maria lernen kann. Davon kündet das Marienlied des Mystikers Johannes Tauler »Es kommt ein Schiff geladen«. Da wird Maria, ihr Mutterschoß, ihr Leib mit einem Schiff, mit dem Schiffsbauch verglichen, mit einem Schiff, das eine »teure Last« trägt, »des Vaters ewig's Wort«. Wenn der Anker auf Erden haftet, wenn das Schiff am Land ist, dann hat das Schiff nur noch

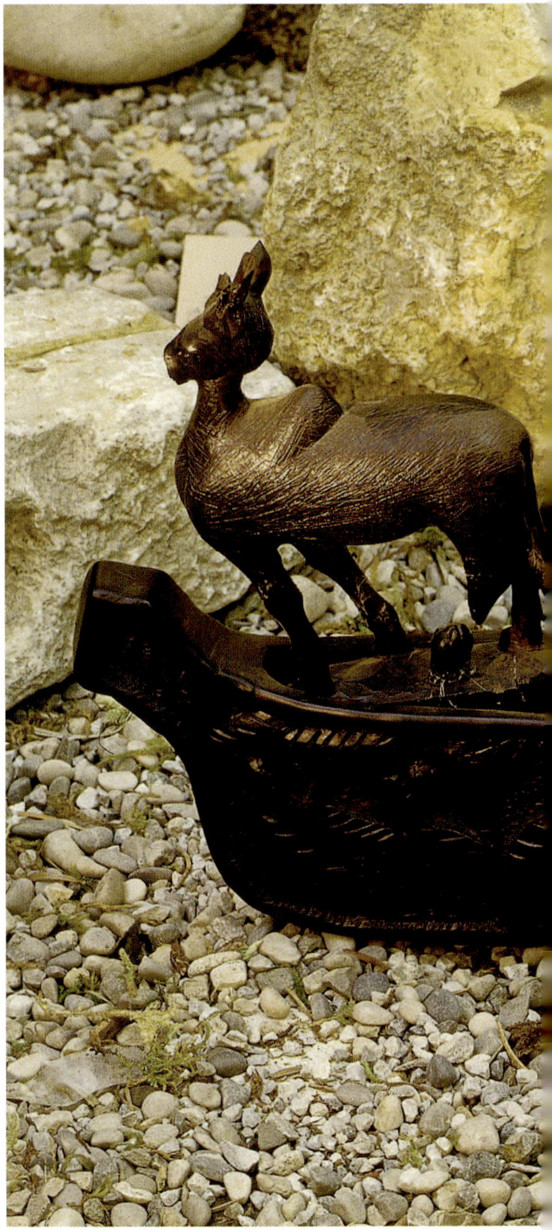

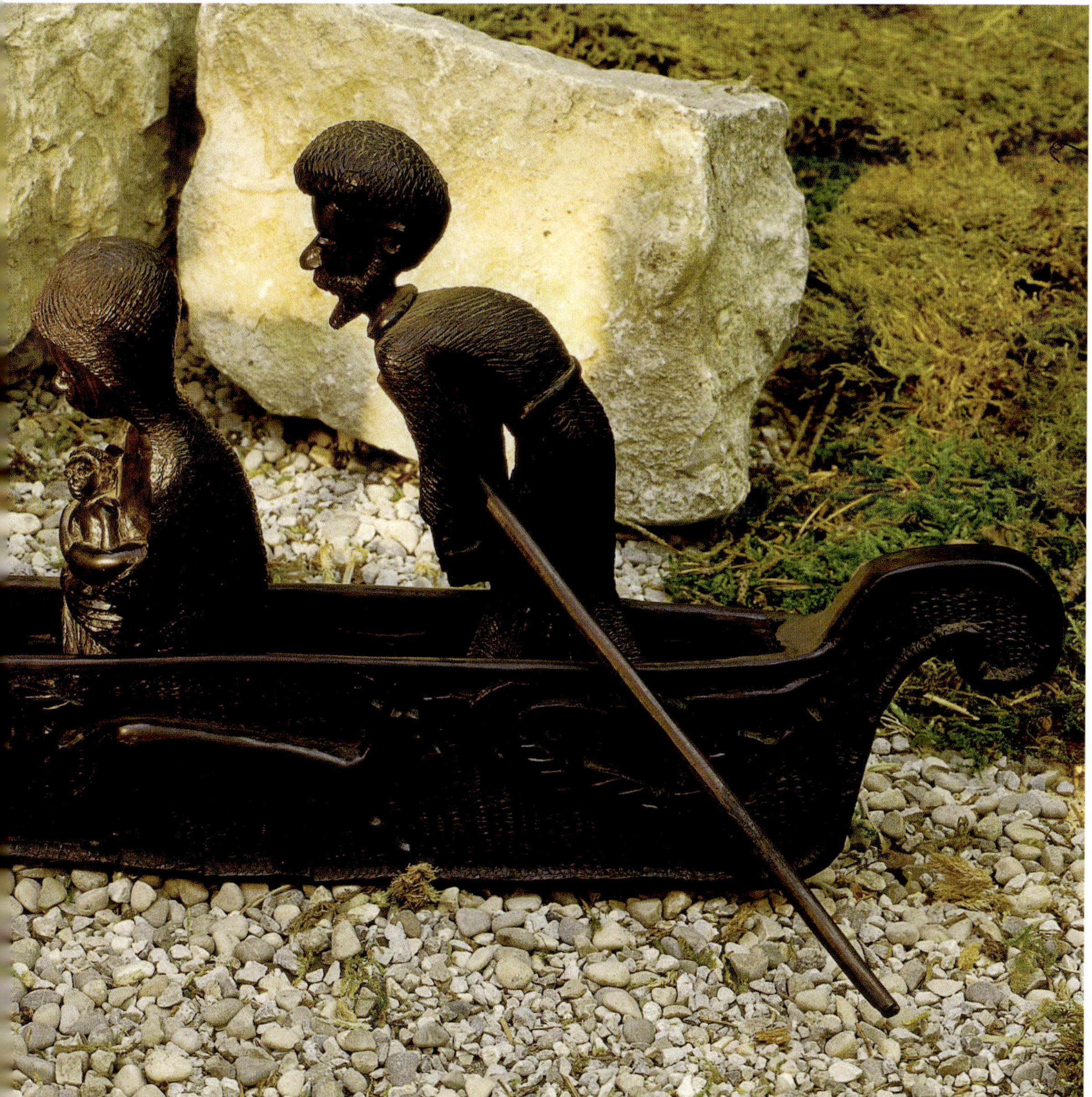

zweitrangige Bedeutung. Erstrangig ist, was es gebracht hat: *des Vaters ewig's Wort. Zu Bethlehem geboren im Stall ein Kindelein*. Maria tritt in den Hintergrund, damit Christus in den Vordergrund treten kann. Dass dieser Jesus in den Vordergrund, in die Mitte meines Lebens rücken möge, dass er zu dessen Herzstück wird, das wäre im Sinn der Maria.

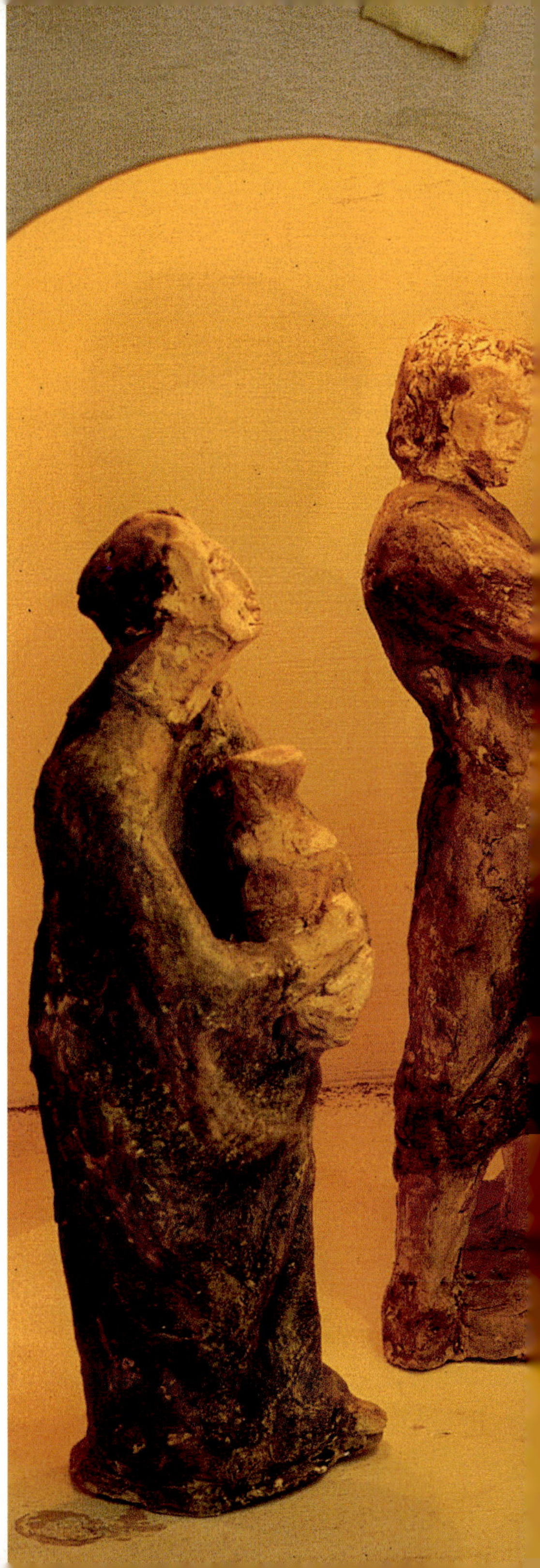

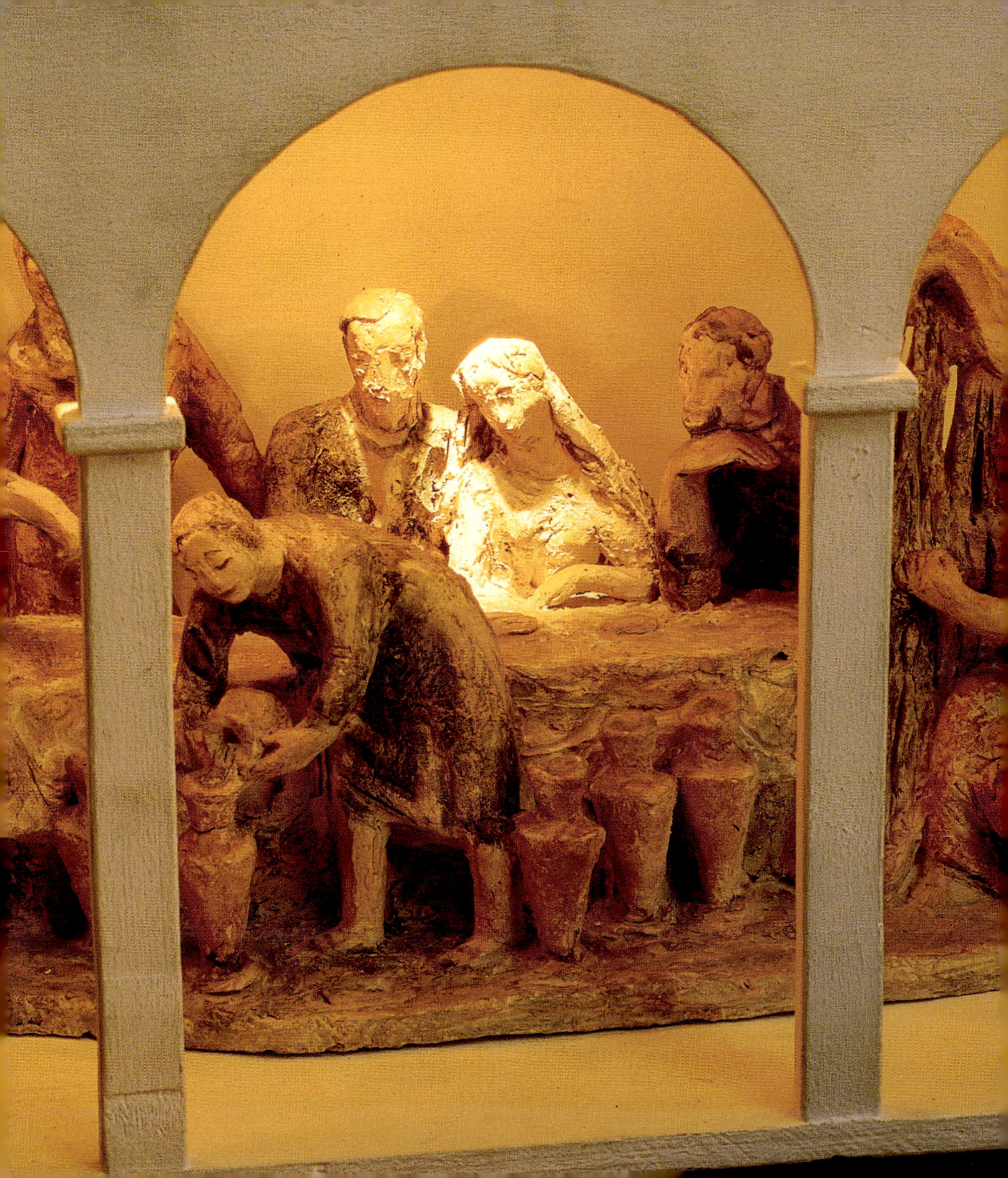

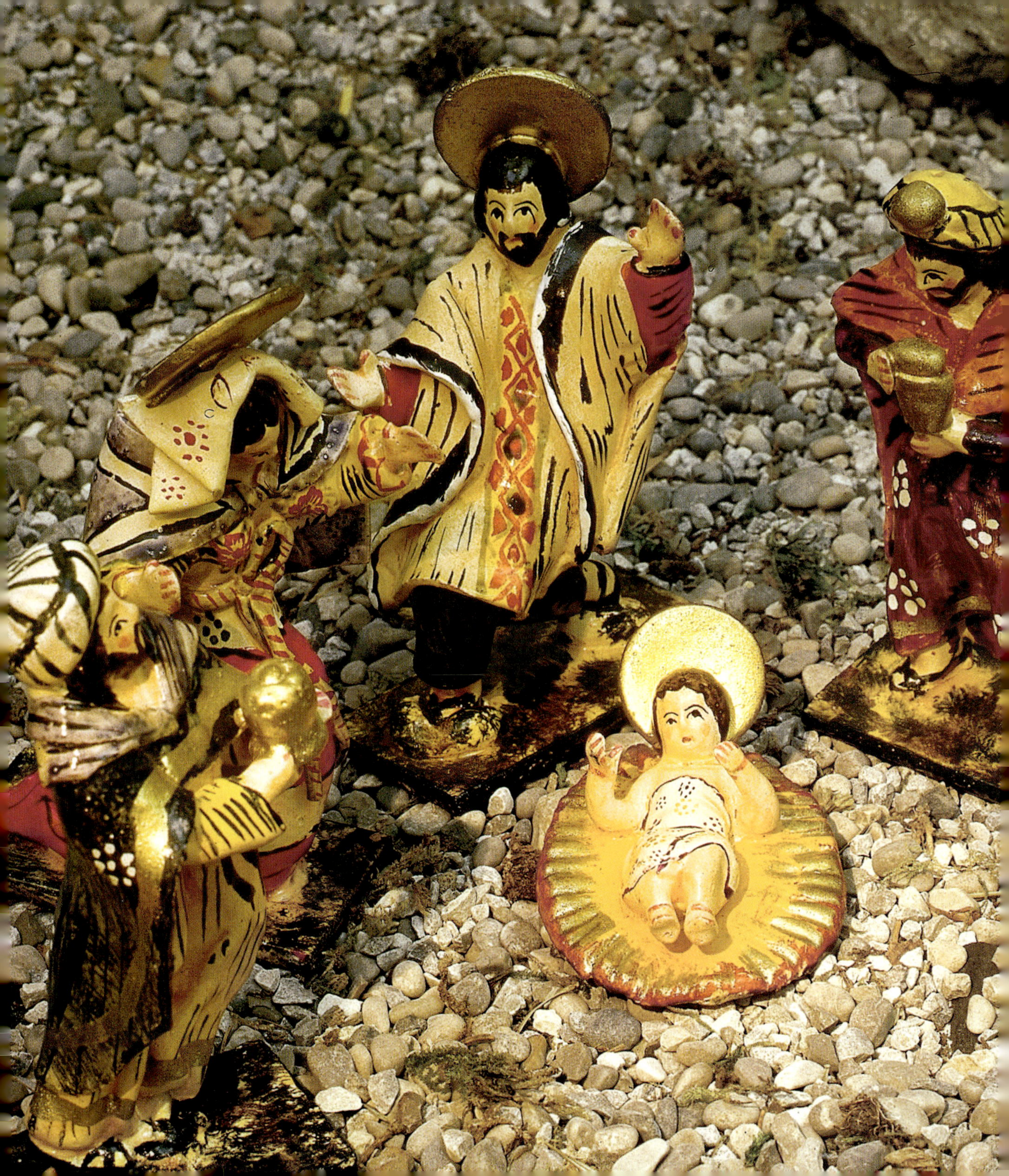

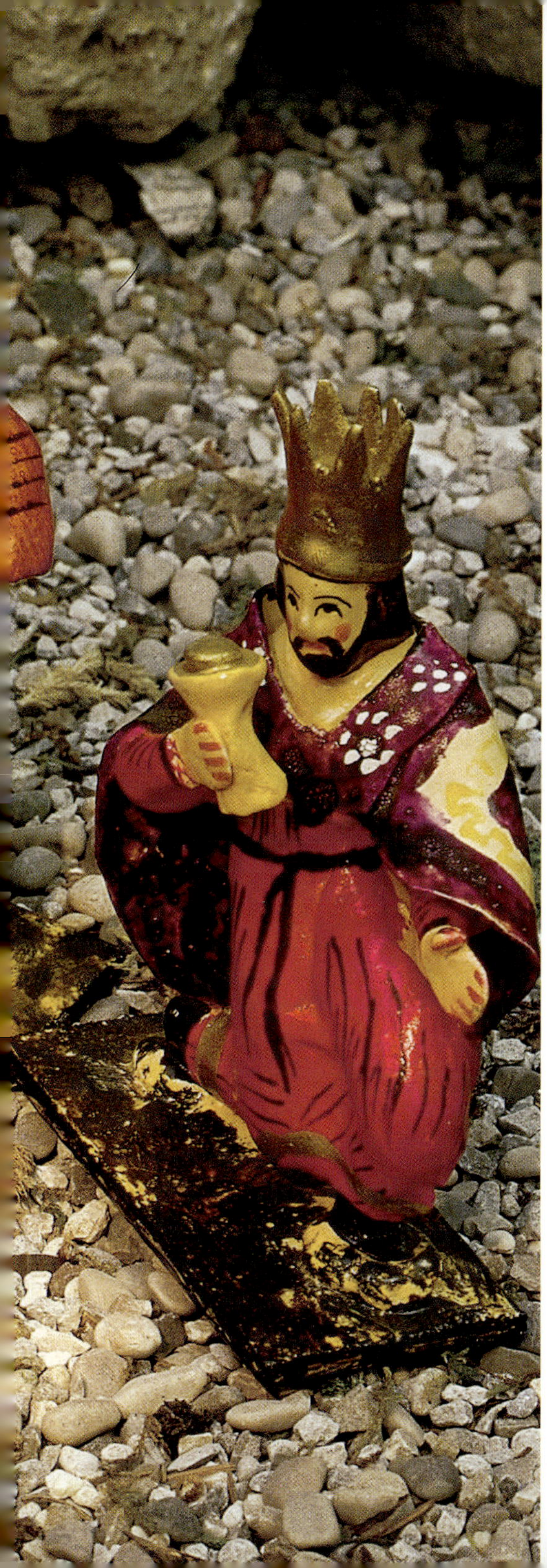

Das Kind in der Krippe

»Gott hat uns einen gesunden Buben geschenkt« – so schrieben meine Eltern in meine Geburtsanzeige. *Uns ist ein Kind geboren* (Jesaja 9,5) – so freut sich der Prophet schon im Voraus. Das Kind heißt Jesus, zu deutsch »Gott hilft«. Seine biblische Geburtsanzeige lautete: *Euch ist heute der Heiland geboren*. Gott hat der Welt einen gesunden Buben geschenkt, ein Judenkind in einer jüdischen Familie im jüdischen Land. Dieses Kind bringt mir meine jüdischen Geschwister nahe und rückt den Antisemitismus fern.

Martin Luther schrieb: *Wann immer ein kleines Kind geboren wird, ertappst du Gott, den Schöpfer, auf frischer Tat. Jedes neugeborene Kind ist ein Zeichen, dass Gott die Lust an der Welt und an den Menschen noch nicht verloren hat*. Das gilt von dem Kind in der Krippe in besonderer Weise. Kinder muss man gern haben, erst recht dieses Kind. Dieses Kind hat Charme, es ist und wirkt wie ein Sonnenschein.

Aufgegangen ist heute über die ganze Welt die wahre Sonne – so predigt Augustinus.

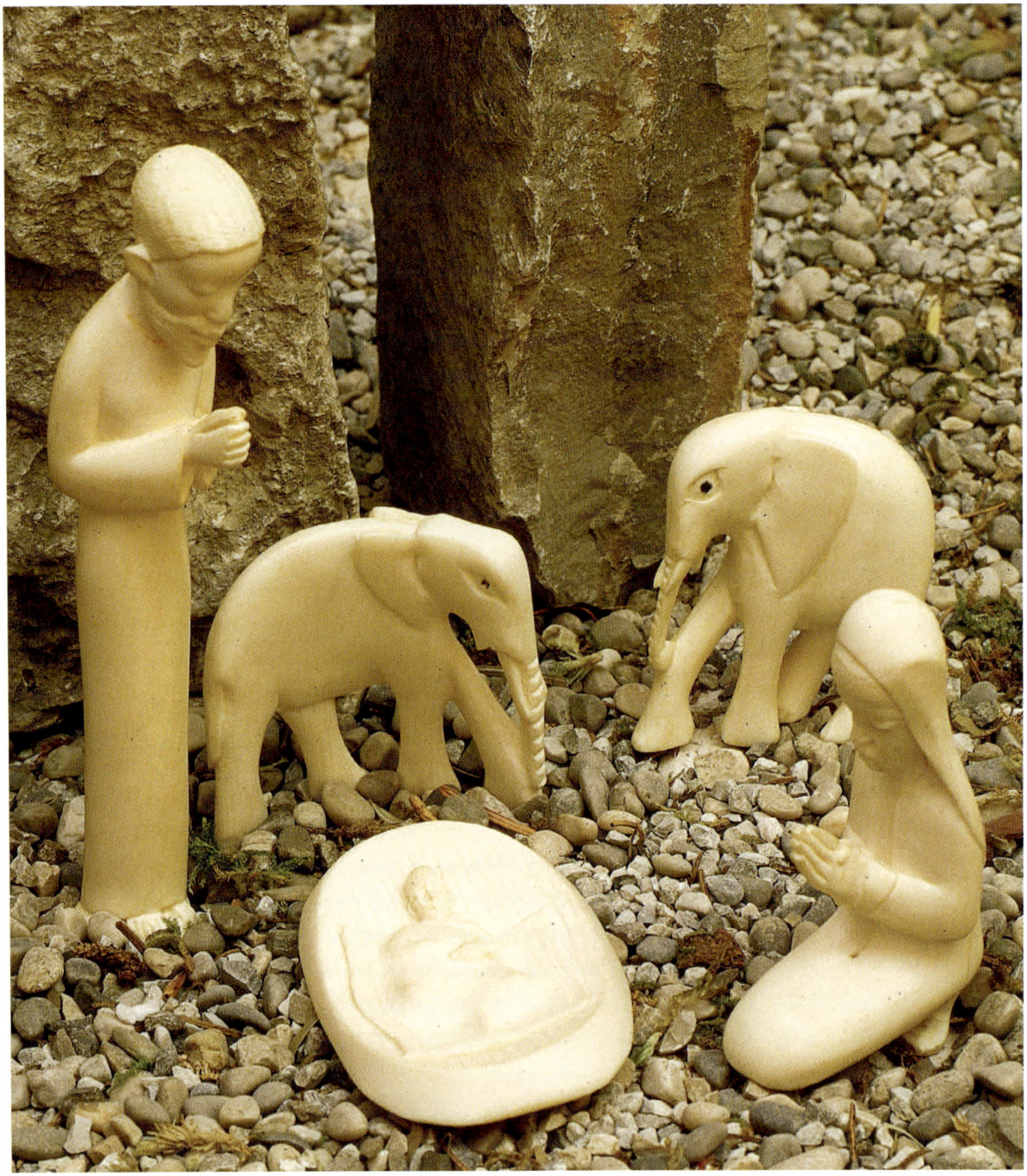

Das Kind lächelt uns an und bringt uns zum Lächeln. *Gottes Sohn, o wie lacht Lieb aus deinem göttlichen Mund.* Ein Sonnenschein für andere werden, Traurige zum Lächeln bringen – daran will ich mir ein Beispiel nehmen.
Es ist eben ein besonderes Kind, ein Wunderkind, über das sich die Hirten wunderten. Es stammt aus besserem Hause, wie von einem anderen Stern. Hinter ihm steckt mehr als hinter unseresgleichen. Es ist ganz der Vater. Darum singen wir: *Gottes Sohn ist Mensch geborn.*
Ja, dieses Kind, dieses kleine, große Kind! *Ich sehe dich mit Freuden an und kann mich nicht satt sehen. – Ich danke dir, du wahre Sonne, dass mir dein Glanz hat Licht gebracht.*
Lächelnd höre ich das Kind zu mir sagen: »Ich habe dich lieb. Ich suche dich, um dich zu begleiten. Ich gebe dich nicht auf, auch wenn du dich selbst aufgeben möchtest. Ich will deine Ängste erträglicher und deine Dunkelheiten heller machen. Auch wenn du nichts Liebenswertes an dir hast, ich mache dich liebenswürdig. Auch wenn sonst niemand etwas von dir hält, ich halte zu dir. Auch wenn dein Name sonst nirgends genannt wird, ich habe dich bei deinem Namen gerufen, du bist und du bleibst mein. Auch wenn du mir nichts geben kannst, ich schenke dir mein Leben. Und wenn du dich sorgst um deine Zukunft, ich habe Zukunft und schenke dir Zukunft. Mit einem Wort: Ich liebe dich.«
Da muss nun auch ich lächeln. Ja, es ist mir wirklich zum Lachen zumute. Ich kann die Frau aus Tansania gut verstehen, die das Kind in der Krippe anbetet: *Jesus, ich danke dir, dass du ein Kind warst wie alle Kinder, schwarz, braun, gelb oder weiß. Jesus, ich danke dir, dass du ein Kind warst wie wir, ein Hirtenkind, ein Arbeiterkind, ein Königskind, ein frohes Kind. Jesus, ich danke dir, dass du mit uns lebst, täglich in unserer Mitte. Du weinst mit uns. Du freust dich mit uns. Du hungerst mit uns. Du lernst mit uns. Du segnest uns. Jesus, ich bitte dich, hilf allen Kindern, den vielen, die Hunger haben, den vielen, die krank sind, den vielen, die behindert sind, den vielen, die auf der Flucht sind, den vielen, die reich sind. Jesus, segne alle: die Großen und die Kleinen. Hilf ihnen, dass sie zu dir beten, dass sie an dich glauben, dass sie mit dir lieben, dass sie dir und allen Menschen dienen.*
Das Kind von Bethlehem hatte ein Herz für Kinder. Sie galten zu seiner Zeit nicht viel, und in unserer Zeit ist das oft leider auch nicht anders. Seit Jesus, einst selbst

ein Kind, sich beispielhaft um die Kinder angenommen hat und sie zu sich kommen ließ, sehr zum Leidwesen seiner Jünger, seither sollen unsere Kinder ins rechte Licht gerückt werden in einer kinderfreundlichen Welt. Eltern und Großeltern können ihren Kindern und Enkeln von Jesus und vom Glauben erzählen. Damit vererben sie mehr als Geld. Clemens von Brentano (1778–1842) dichtet:

Welch Geheimnis ist ein Kind!
Gott ist auch ein Kind gewesen.
Weil wir Gottes Kinder sind,
kam ein Kind, uns zu erlösen.
Welch Geheimnis ist ein Kind!
Wer dies einmal je empfunden,
ist den Kindern überall
durch das Jesuskind verbunden.

Das Kind hat Kinder als Vorbilder hingestellt. Das schrieb es den Erwachsenen ins Stammbuch: *So ihr nicht werdet wie die Kinder, so werdet ihr nicht ins Himmelreich kommen* (Matthäus 18,3). In uns allen steckt ein Kind, nicht nur das berühmte »Kind im Manne«, es ist auch in den Frauen verborgen. Doch können wir es uns kaum mehr leisten, das Kindliche in uns nach außen sichtbar werden zu lassen. Das Kind von Bethlehem erlaubt uns, das Kind in uns zu entdecken, zu entbinden und zur Welt zu bringen.

Gott hat meiner Frau und mir fünf gesunde Enkelkinder geschenkt, drei Buben und zwei Mädchen. Sie sind unsere ganze Wonne. Wir lernen von ihnen, sie erziehen uns. Gewiss, sie können auf die Nerven gehen, sie zanken und streiten sich, sie haben ihren Dickkopf, sie können böse zueinander sein, sie sind kleine große Egoisten. Ob sie sich da ein Vorbild an den Erwachsenen nehmen?

Doch vieles ist beispielhaft: Sie können sich freuen, auch über Kleinigkeiten; sie können mit großen Augen staunen und sich wundern; sie zeigen ihre Gefühle; sie haben nicht nur Hirn, sondern auch Herz; sie sprechen Wahrheiten aus, ganz unverblümt und ehrlich; Streitigkeiten sind rasch vergessen; sie sind sich bald

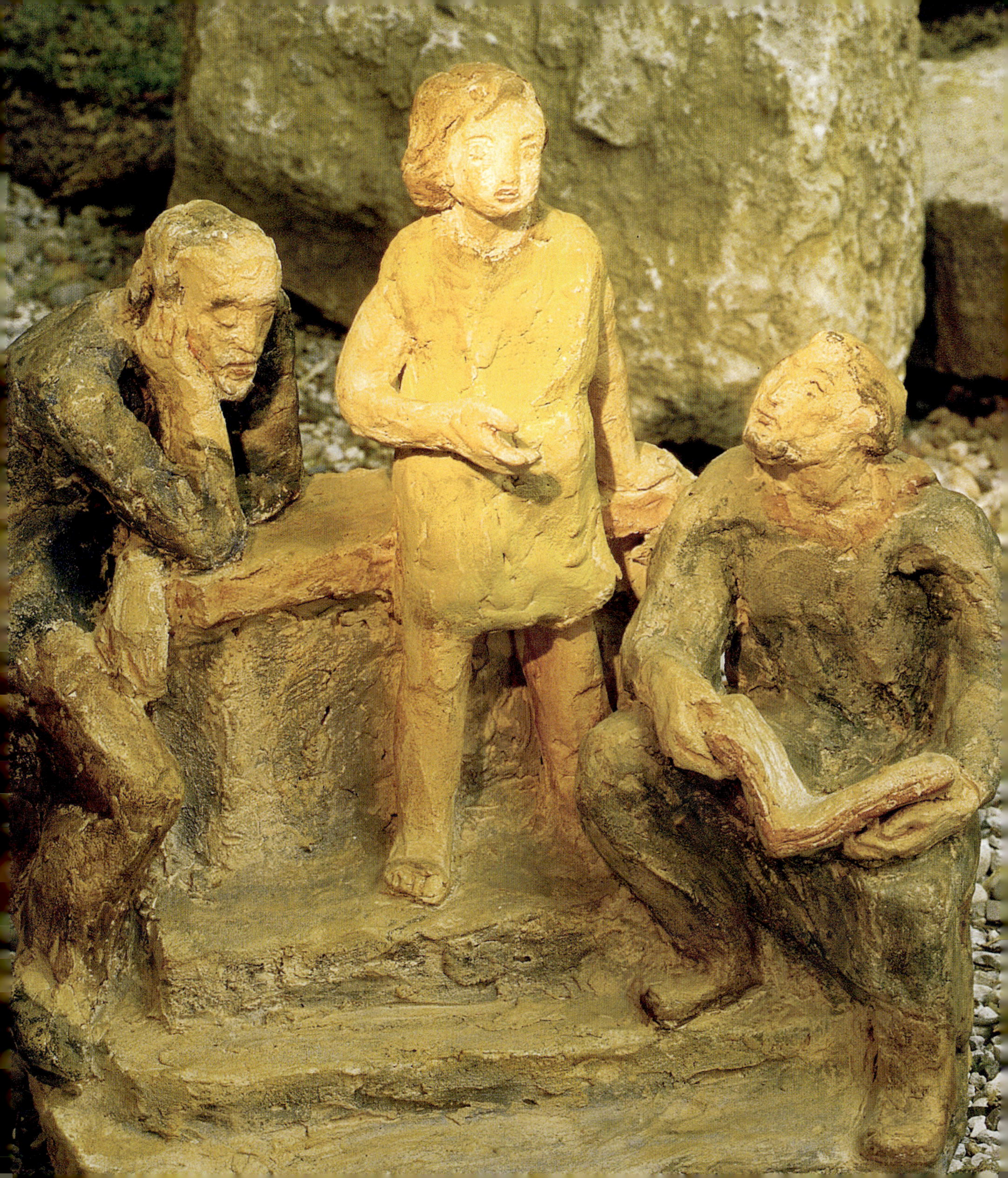

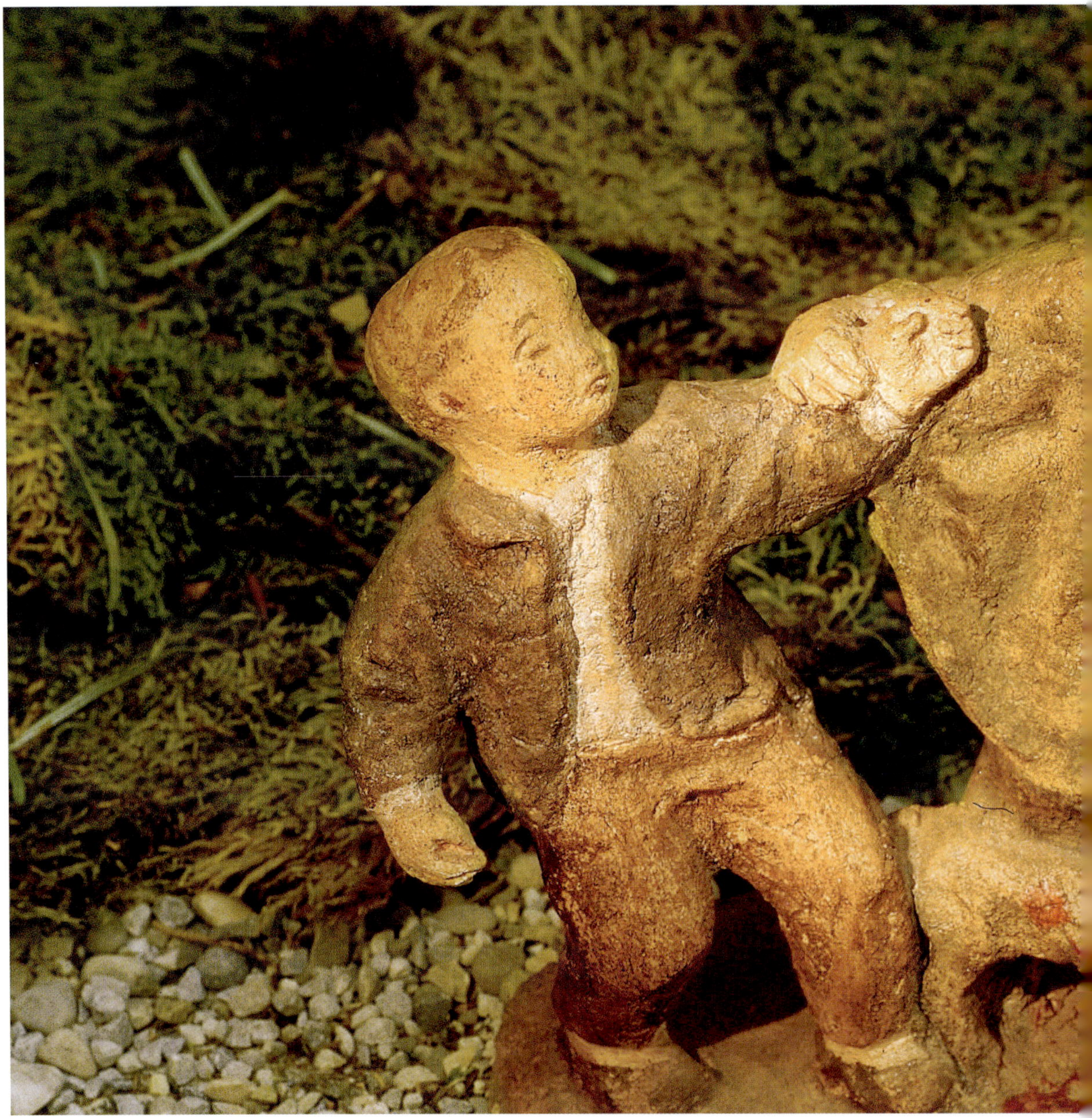

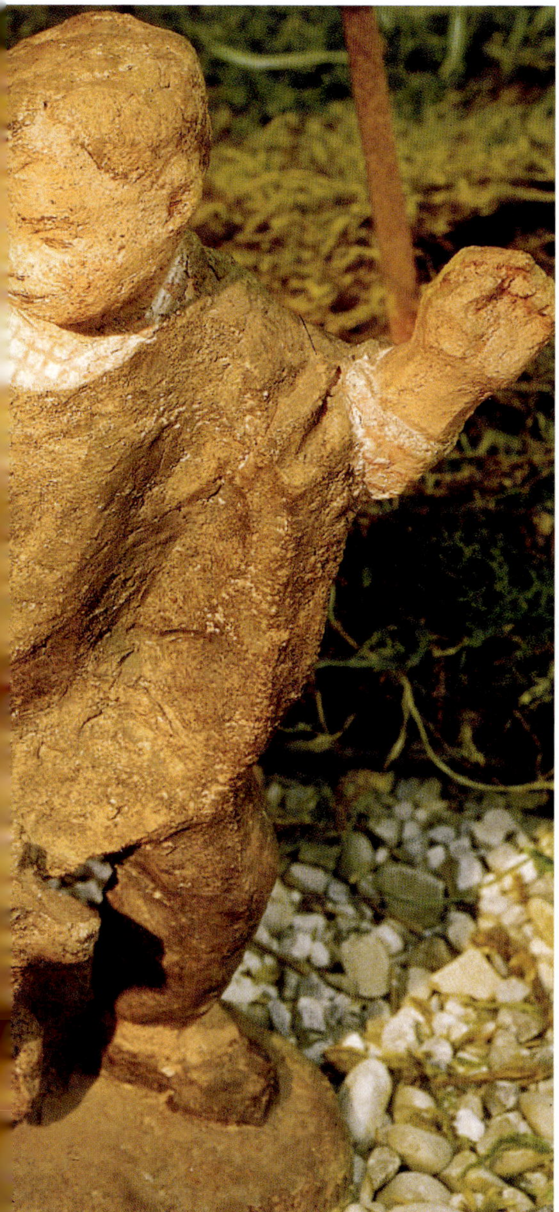

wieder gut; sie können unbeschwert in den Tag hineinleben; ihr Terminkalender hält sich in Grenzen; sie können sich im guten Sinne gehen lassen; sie sind verspielt, verträumt und unvernünftig. Schade, wenn sie sich sagen lassen müssen: »Sei doch vernünftig«. Sie haben Angst und schämen sich nicht, die Angst zu zeigen und ihren Tränen freien Lauf zu lassen. Aber im Schoß der Mutter oder des Vaters, an der Hand von Oma oder Opa wird alles wieder gut oder wenigstens besser. In dem Vorbild kindlichen Vertrauens möchte ich, der Erwachsene, mich wiederentdecken, um zu lernen, wie Kinder fromm und fröhlich zu sein. So könnte ich vielleicht selbst ein Vorbild für andere werden.

Der kleine Italiener Alberto freut sich auf das Kind und die Kinder beim Krippenspiel und schreibt einen Brief an das Jesuskind: *Lieber Jesus, ich möchte so gern Stürmer von Milan werden, aber die einzige Sache, die ich wirklich wünsche, ist, dass meine Eltern nie mehr streiten. Du hast es gut mit Maria und Joseph, die nie streiten und immer einig sind, ich möchte gern an deiner Stelle sein! Ich will dir dafür danken, dass du die Welt erlöst hast, und an Heiligabend gehe ich in die Kirche, um dich in der lebenden Krippe zu sehen: Kinder spielen die*

Neger, andere die Chinesen, und es gibt Weihnachtsmänner, die sehr schöne Lieder singen. Weißt du, dass ich dich dieses Jahr probieren kann, weil ich Erstkommunion habe?

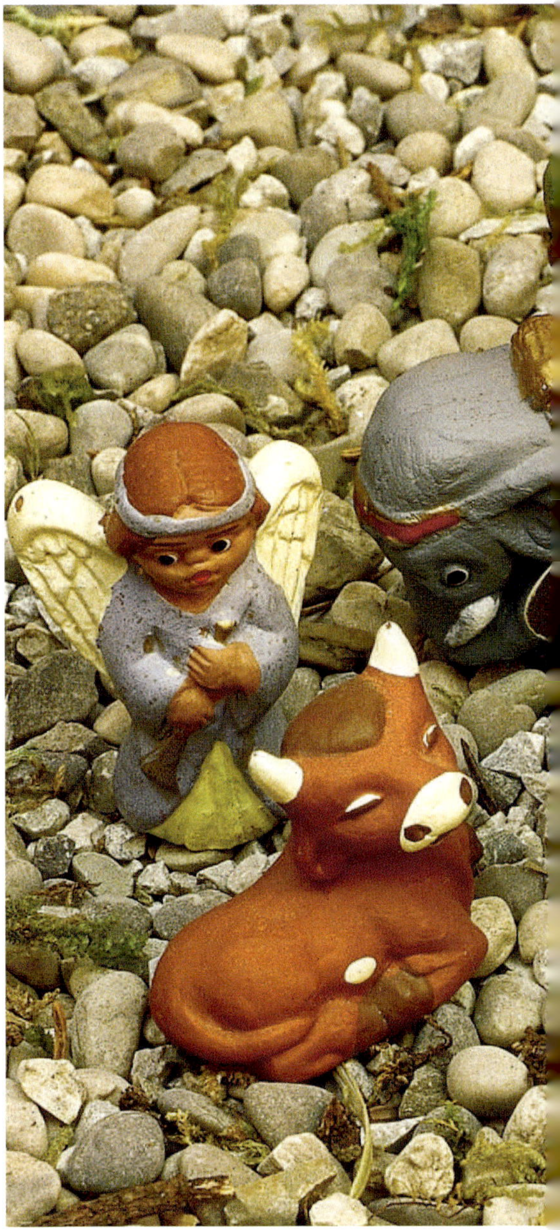

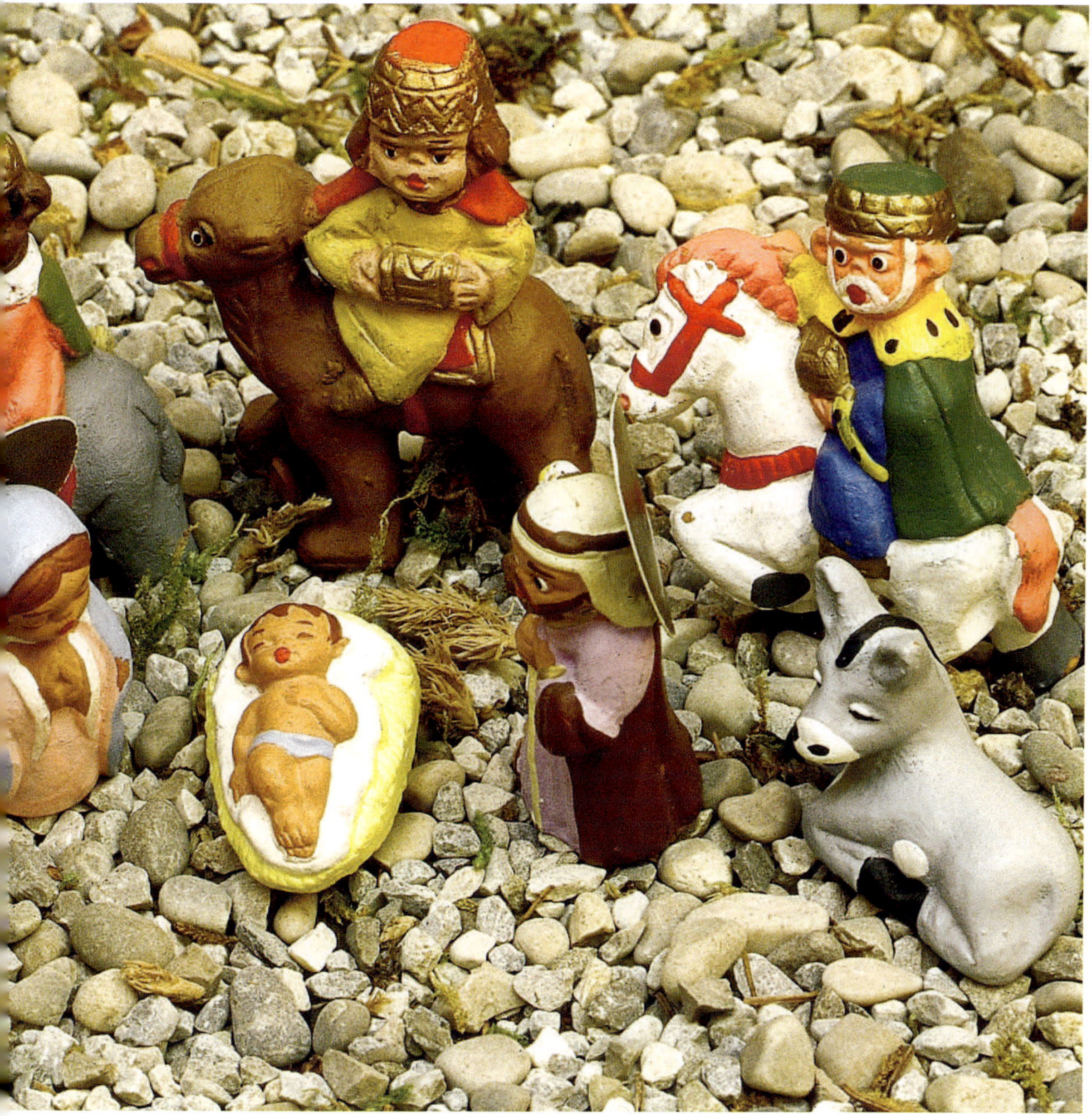

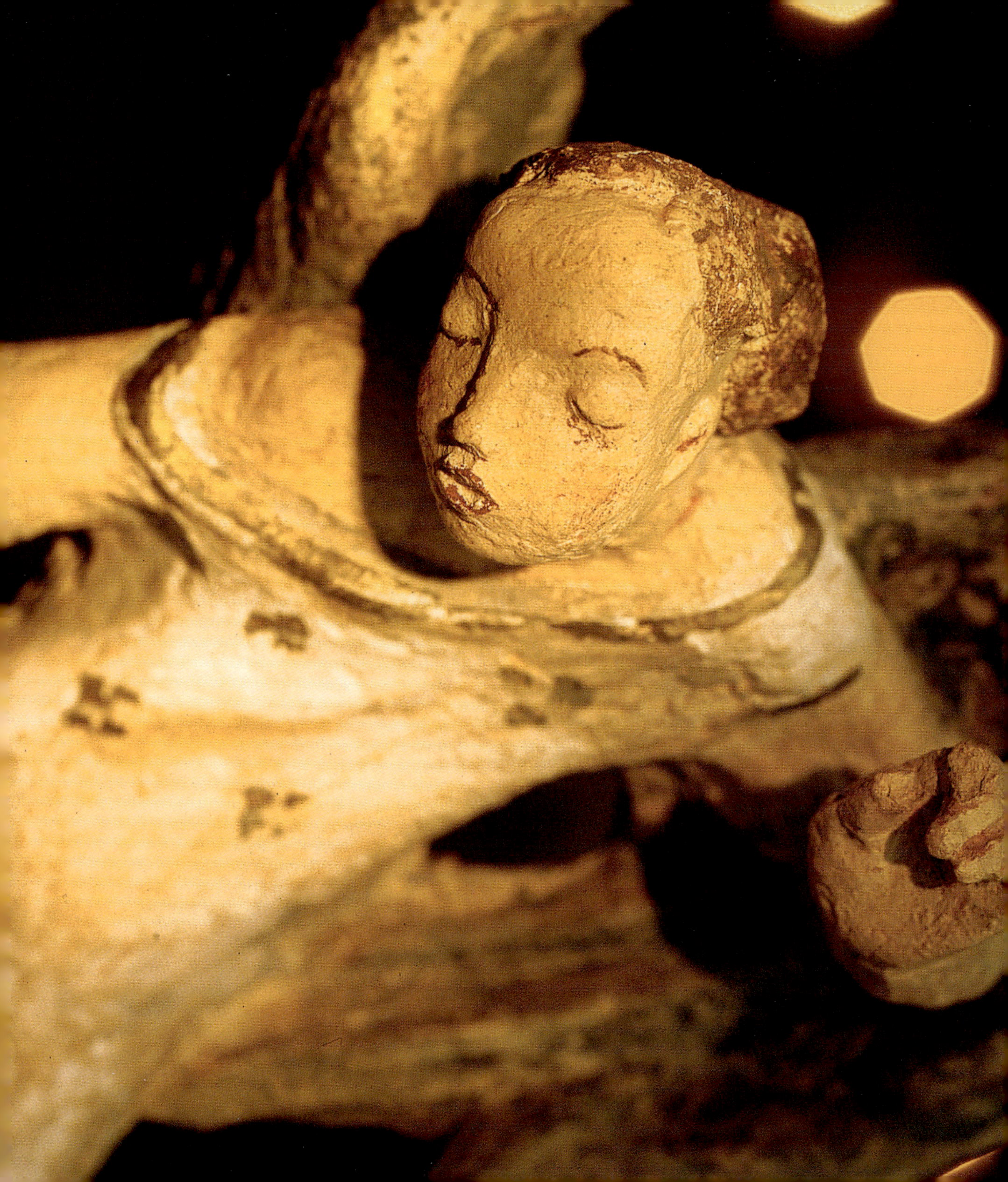

Engel im Himmel

Ich riskiere einen Blick in den Himmel. Eigentlich müsste dort Trauer herrschen. Denn ein Platz ist leer. Der Sohn, aus dem Vater vor aller Zeit geboren, ist auf die Erde gegangen, geboren von der Jungfrau Maria. Aus der Ferne des Himmels kommt Gott uns auf Erden nah. Gott ist nicht nur in der Höhe, wo ihn die Engel loben. Er ist auch in der Tiefe, wo wir Menschen leben und leiden. Gott wird Mensch, damit wir menschlich leben können, ein wenig wie Engel in Menschengestalt. Und darüber herrscht Freude bei den Engeln im Himmel – und einige Aufregung.

Der Engel des Herrn konzentriert sich auf seine Predigt, die er den Hirten von Bethlehem halten wird. Es wird die erste Weihnachtspredigt der Geschichte sein. Gott selbst hat sie verfasst. Nun lernt sie der Engel auswendig, weil er ohne Konzept predigen und dabei nicht stecken bleiben will: *Fürchtet euch nicht! Siehe, ich verkündige euch große Freude, die allem Volk widerfahren wird; denn euch ist heute der Heiland geboren, welcher ist Christus, der Herr, in der Stadt Davids. Und das habt zum Zeichen: Ihr werdet finden das Kind in Windeln gewickelt und in einer Krippe liegen* (Lukas 2,10–12). Was er mit Engelszungen predigte, sollen wir mit Menschenzungen weitersagen, wir alle, nicht nur die Pfarrer.

Auch die himmlischen Heerscharen haben zu tun. Sie proben für ihren großen Auftritt bei Bethlehem. Sie stimmen sich ein auf ihren Lobgesang: *Ehre sei Gott in der Höhe und Friede auf Erden und den Menschen ein Wohlgefallen.* Vielleicht haben sie auch das Tanzbein dazu geschwungen. So hat es sich möglicherweise der Kirchenvater Augustinus gedacht, der gesagt haben soll: *Ich lobe den Tanz. O Mensch, lerne tanzen, sonst wissen die Engel im Himmel mit dir nichts anzufangen.*

Engel im Himmel und auf Erden

Als ich noch ein kleiner Pfarrersbub war, durfte ich jedes Jahr in dem Krankenhaus meiner Heimatstadt Bayreuth einen Engel spielen. Angetan mit einem langen weißen Nachthemd, mit Kneippsandalen und mit großen goldenen Flügeln aus Pappendeckel zog ich mit einer Kerze in der Hand von Station zu Station und sagte mein Sprüchlein. Ich glaube, dass sich die Patienten über meine Engelserscheinung gefreut haben. Aber was sie sich von den wirklichen Engeln dachten, weiß ich natürlich nicht.

Jahrelang war es verpönt, von Engeln auch nur zu reden – dazu verstanden sich viele von uns als zu »aufgeklärt«. Aber sehen wir aufgeklärt wirklich klarer? Der amerikanische Soziologe Peter L. Berger schrieb: *Unsere Vorfahren wussten nichts von der Teilchenphysik, sprachen aber mit Engeln. Nehmen wir an, dass wir durch unsere Kenntnis der Kernphysik tatsächlich eine neue Dimension von Wahrheit hinzugewonnen haben. Könnte es nicht sein, dass uns auch eine Wahrheit verloren ging, als unser Gespräch mit Engeln ein Ende fand?*

Jetzt, in der so genannten Postmoderne, scheinen sich die Zeiten zu ändern. Die Engel werden wieder heimisch unter uns. Sie seien das Kultobjekt des neuen Jahrtausends, verkünden die Trendforscher. Da halte ich es lieber mit den Kindern aus der Sendung »Dingsda«. Dort verkündete Kindermund kürzlich viel besser als Forschermund: »Sie haben recht viel zu tun, die Engel, und schwitzen vor lauter Arbeit. Sie müssen Gott preisen, natürlich, aber dann schweben sie von oben nach unten, um die Menschen zu beschützen, sonst geht's ihnen schlecht.« In der Tat, sie haben einiges zu tun mit uns und für uns Bengel.

Was immer man von den Engeln halten mag, ich halte viel von ihnen. Ich entdecke ihre Spuren in meinem Leben. Es wird mir warm ums Herz. Als ich ein Kind war, betete meine Mutter jeden Abend an meinem Bett: *Breit aus die Flügel beide, o Jesu, meine Freude, und nimm dein Küchlein ein. Will Satan mich verschlingen, so lass die Engel singen: Dies Kind soll unverletzet sein.* Manchmal sang oder summte sie dann

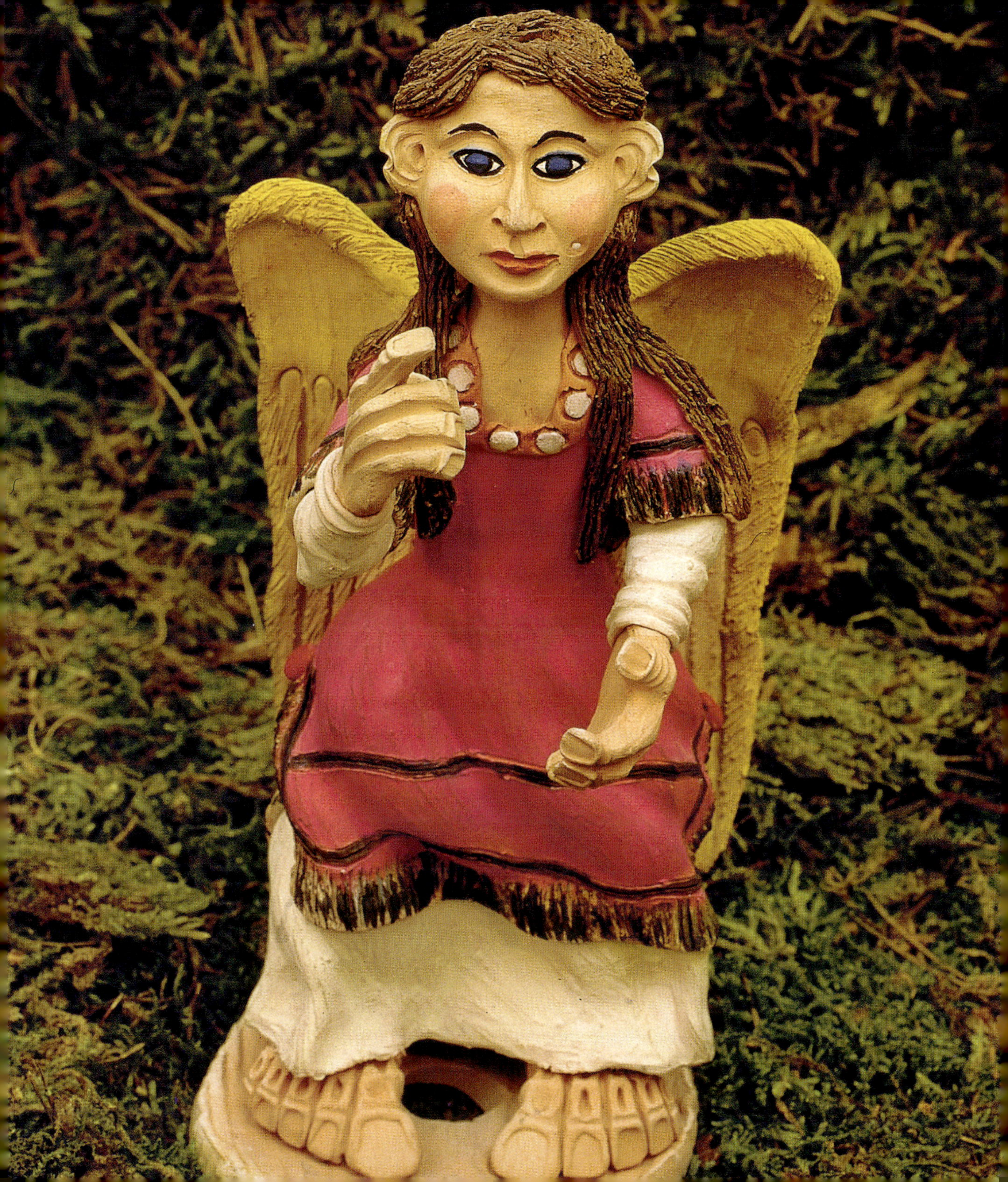

aus Humperdincks Oper »Hänsel und Gretel«: *Abends, wenn ich schlafen geh, 14 Engel um mich stehn.* So wurde in meine Kinderseele Vertrauen eingepflanzt, das mich heute als Erwachsenen noch trägt.
Vor etlichen Jahren hatte ich einen schweren Verkehrsunfall. Wie durch ein Wunder habe ich ihn äußerlich unverletzt überstanden. Mein Kollege erlitt lebensgefährliche Verletzungen, von denen er aber genesen ist. Damals spürte ich Gottes gute Engel wie eine bergende Macht um mich, unsichtbare und sichtbare Engel. Viele Schutzengel hatte ich: ein junges Paar, das wie zufällig vorbeikam und als Rettungssanitäter ausgebildet war, die Polizei, den Notarzt, die Rettungsdienste. Ich musste an ein Bibelwort denken, das von dem getauften Juden Felix Mendelssohn-Bartholdy fast überirdisch, ja himmlisch schön vertont worden ist: *Er hat seinen Engeln befohlen über dir, dass sie dich behüten auf allen deinen Wegen* (Psalmen 91,11).
Vor einigen Jahren musste ich mich einer schwierigen Operation unterziehen. Die niedrige Schleuse zum Operationssaal kam mir vor wie eine Grabeshöhle. Aber die beiden Ärzte in ihren hemdartigen Kitteln, die mich erwarteten, erinnerten mich plötzlich an die Engel in der Grabeshöhle Jesu im Garten des Joseph von Arimathäa. Da schöpfte ich österliche Hoffnung im Morgenglanz der Ewigkeit. Mit dem Kindergebet meiner Mutter dämmerte ich in die Narkose.
Ich denke mir, dass wir in einem Kraftfeld unsichtbarer Kräfte und Mächte leben, die kräftiger und mächtiger wirken als die Kräfte und Mächte, die wir messen und registrieren können. Sie können uns, ob wir bei Tag wachen oder im Schlaf träumen, überraschende Ideen und eine neue Sicht der Dinge vermitteln. Sie geben Stärke und Halt. Sie eröffnen Grenzen zwischen Himmel und Erde. Dietrich Bonhoeffer hat wohl auch an die Engel gedacht, als er im Konzentrationslager die Verse schrieb:

Von guten Mächten wunderbar geborgen
erwarten wir getrost, was kommen mag.
Gott ist mit uns am Abend und am Morgen
und ganz gewiss an jedem neuen Tag.

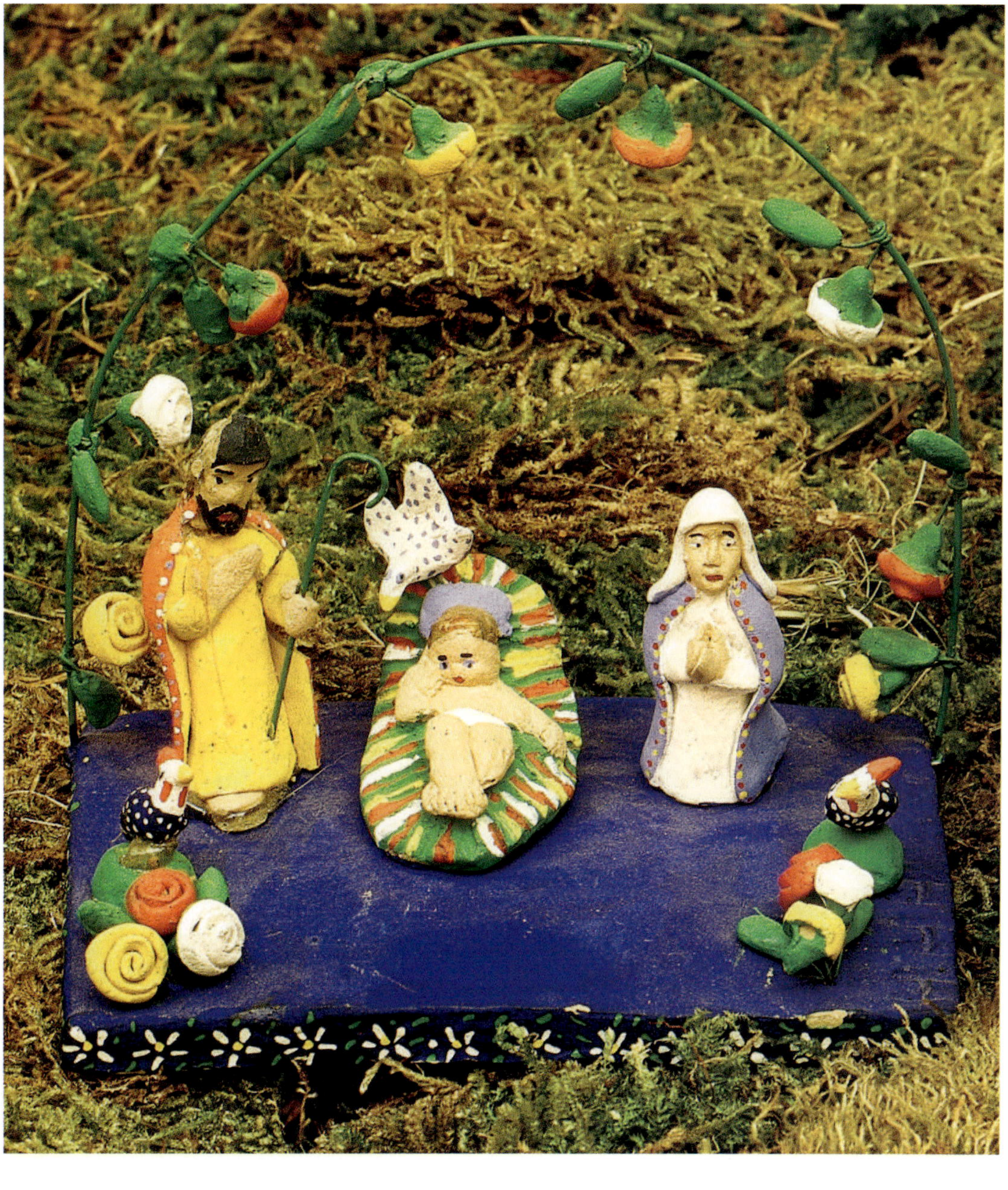

Ich denke an Martin Luther. Er lehrt uns in seinem Morgen- und Abendsegen zu beten: *Dein heiliger Engel sei mit mir, dass der böse Feind keine Macht an mir finde.* Der oft grobe, deftige und heftige Mann wird fröhlich, zart und innig, wenn er von den Engeln spricht, die er »herzliche Geschöpfe, freundliche Nachbarn und liebe Mitbürger« nennt. Von ihnen sagt er:

Wir sollen lernen, dass unsere allerbesten und beständigsten Freunde die lieben Engel sind, unsere Hüter und Wächter, die mit Treue und Kunst, dazu mit allerlei Dienstbarkeit und rechter Freundlichkeit und Freundschaft um uns sind und die sichtbaren Freunde, die wir haben, weit übertreffen. Wer einen Engel zum Freund hat, braucht die ganze Welt nicht mehr zu fürchten. Die Engel Gottes sind eine Wagenburg um uns her. Es sind mehr Engel im Himmel als Gras und Laub in allen Wäldern und Gärten auf Erden. Sie trösten und stärken zugleich die Christen, dass sie ihre Seele mit Geduld fassen und guten Mutes seien. Wer von den Engeln reden will, der muss auch vom Teufel reden. Wer meint, der Teufel sei weit weg, der achtet der lieben Engel nicht, denn sie führen einen ständigen Kampf, um das Böse von uns abzuwenden. Wo zwanzig Teufel sind, da sind auch hundert Engel. Wenn das

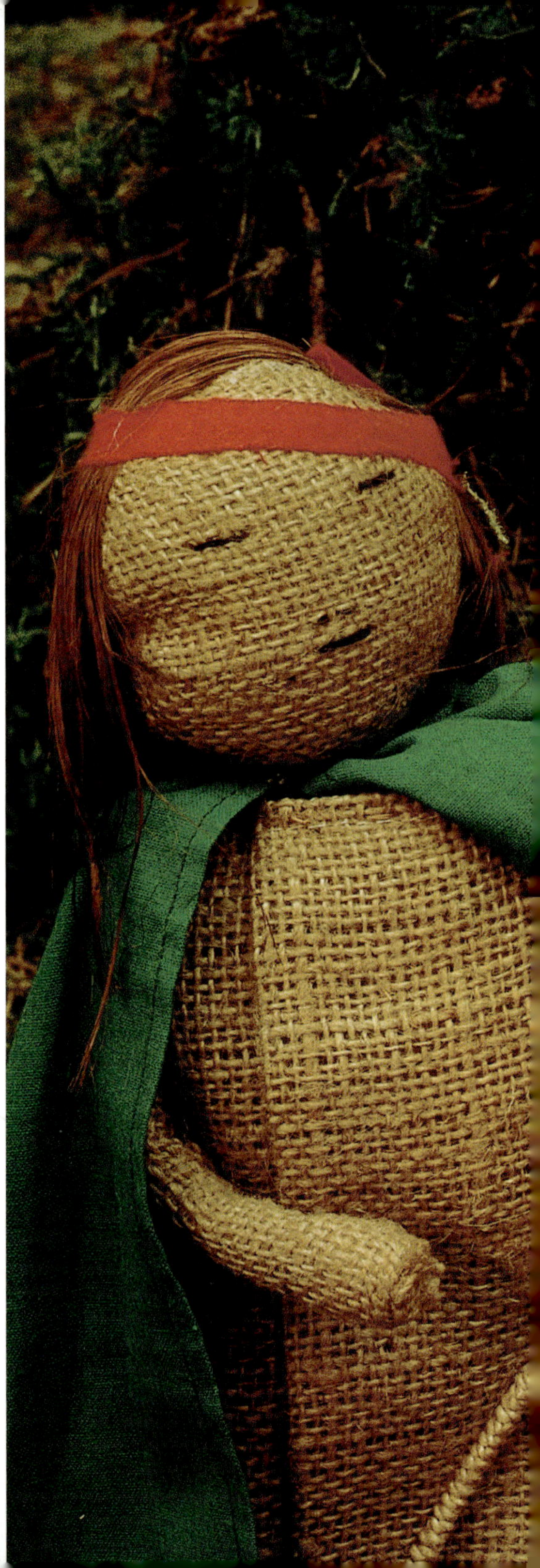

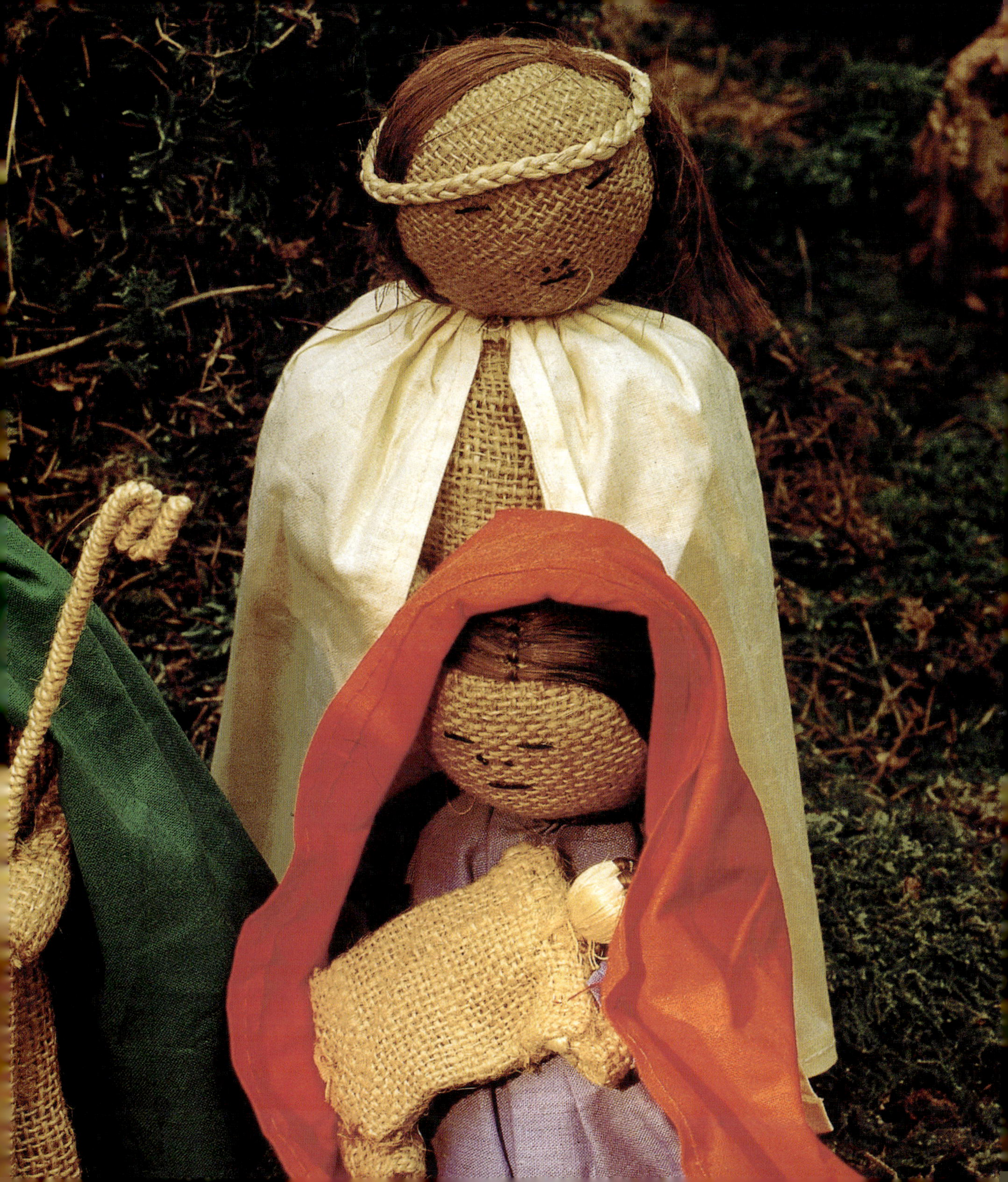

nicht so wäre, dann wären wir schon längst wie in einem Hui zugrunde gegangen.
Ich setze hinzu: Es tröstet mich, dass es sozusagen fünf zu eins steht.
Von guten Mächten selbst geborgen, werden wir ermutigt, zum Engel in Menschengestalt zu werden. Wir erleben und erleiden, dass unter uns die Hölle und der Teufel los sind. Der Himmel auf Erden ist weit weg, die Hölle auf Erden ist ganz nah. Wir verstehen es meisterhaft, uns untereinander zu verteufeln und uns das Leben zur Hölle zu machen. Es wäre viel schöner in unserer Welt, wenn einer dem anderen zum Engel würde.
In einem Buch von Jostein Gaarder erzählt ein kleiner Engel erstaunliche Dinge über sich und seine himmlischen Kollegen: Engel seien neugierig, sie könnten staunen und sich wundern, sie hätten sehr viel Zeit, sie wagten sogar Gott zu kritisieren, sie amüsierten sich gern, sie hätten etwas zu lachen und gäben etwas zu lachen. Traurig stellt der kleine Engel freilich fest: »Es gibt sehr viele kranke Menschen, zu denen kein einziger Engel kommt.« Es würde ihn sicher freuen, wenn er feststellen könnte, dass viele menschliche Engel unterwegs sind, nicht nur zu Kranken und nicht nur in der Advents- und Weihnachtszeit.

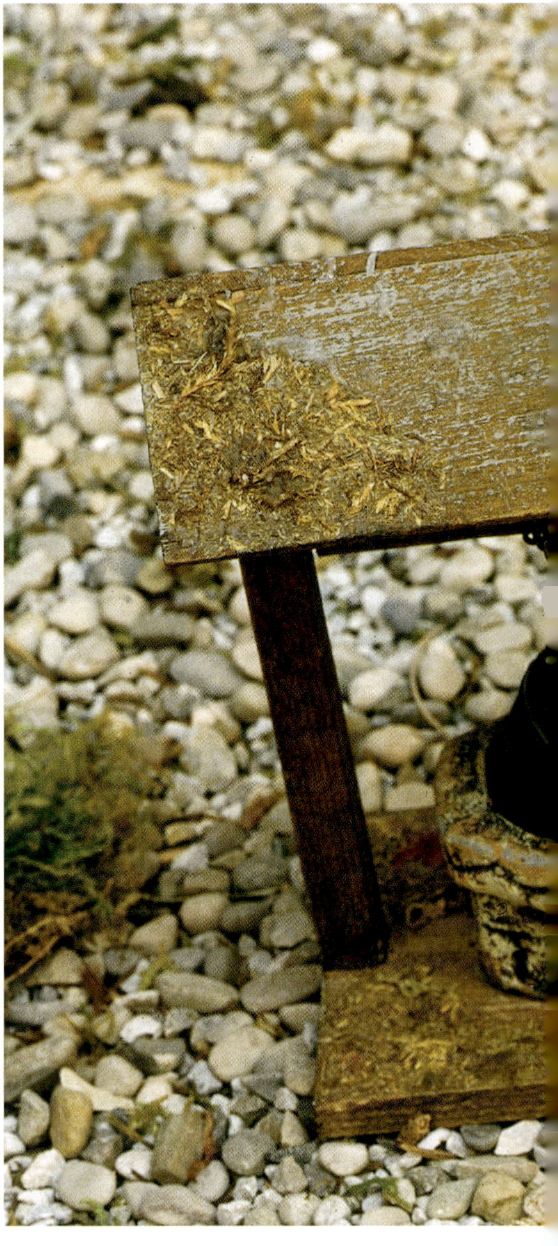

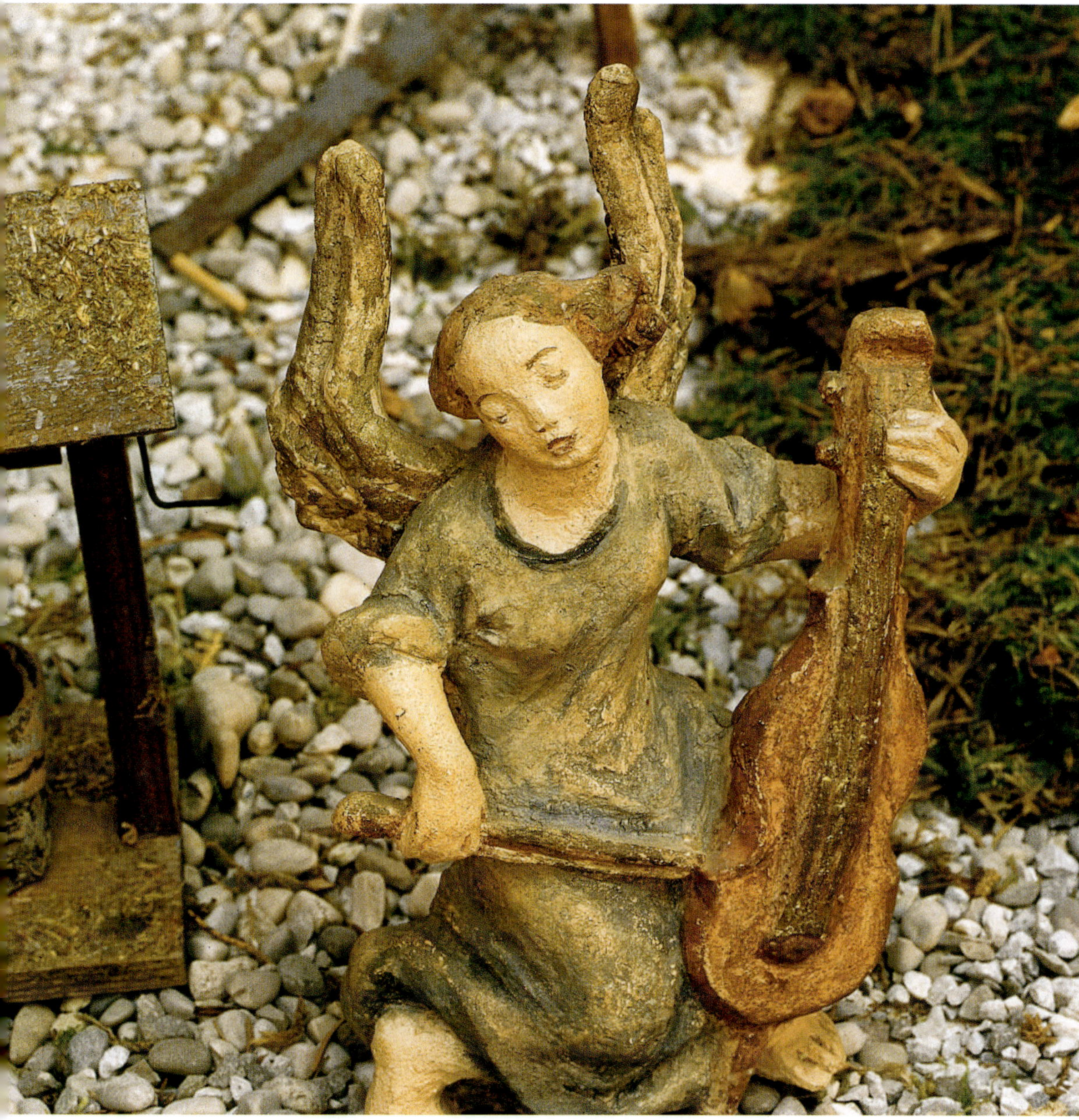

Das Lebenszeichen

Und das habt zum Zeichen: Ihr werdet finden das Kind in Windeln gewickelt und in einer Krippe liegen (Lukas 2,12).

Voller Zeichen ist die Welt an den Weihnachtstagen. Traditionen und Brauchtum werden lebendig: Christbaum und Krippe, Kerzen und Sterne, Lieder, Geschenke und besondere Gaumenfreuden. Es fällt uns leichter als sonst, in Gedanken, Worten und Werken Zeichen der Freundlichkeit und Herzlichkeit zu setzen.

Zeichen der Vergangenheit erwachen: die Kindheit, das Elternhaus, die Erinnerung an unsere Toten. Das Herz spricht lauter als der Verstand. Niemand schämt sich seiner Tränen. Auch Signale der Zukunft stehen zwischen den Jahren am Horizont. Rund um die Welt laufen die weihnachtlichen Zeichen und verbinden zu einer großen Weihnachtsökumene, die man sich nur dauerhafter wünschte.

Zeichen allein tun's freilich nicht. Sie wollen vielmehr deuten und zeigen, reden und singen von dem, für den sie stehen. Sie weisen direkt in den Stall von Bethlehem.

Da liegt dieses Kind auf Heu und auf Stroh. Es ist ein Kind wie andere Kinder und doch ein besonderes Kind, ein Kind, das selbst zum Zeichen wird und für den steht, zu dem wir beten: *Vater unser im Himmel.* Es ist die unvergleichliche Auszeichnung Gottes für unsere Welt. Kennzeichen ist es dafür, dass die ohnmächtige Macht der Liebe wider allen Augenschein stärker ist als die mächtige Ohnmacht der Gewalt. Gütezeichen ist es, wie gut es Gott mit uns meint. Wegzeichen will es setzen, damit wir uns besser zurechtfinden im Labyrinth dieser Welt. Wahrzeichen ist es, das zeigt, was Recht und Unrecht, gut und böse ist. Lebenszeichen will es geben für wirklich gelebtes Leben. Alles in allem: Dieses Kind ist ein einmaliges Liebeszeichen Gottes.

Martin Luther hat einmal gesagt: *In diesem Kind lacht dich Gott der Vater an.* Das Lachen ist vom Himmel auf die Erde gewandert. Wo die Liebe Gottes bleibt, bleibt das Lachen auf der Erde – Zeichen der Freude.

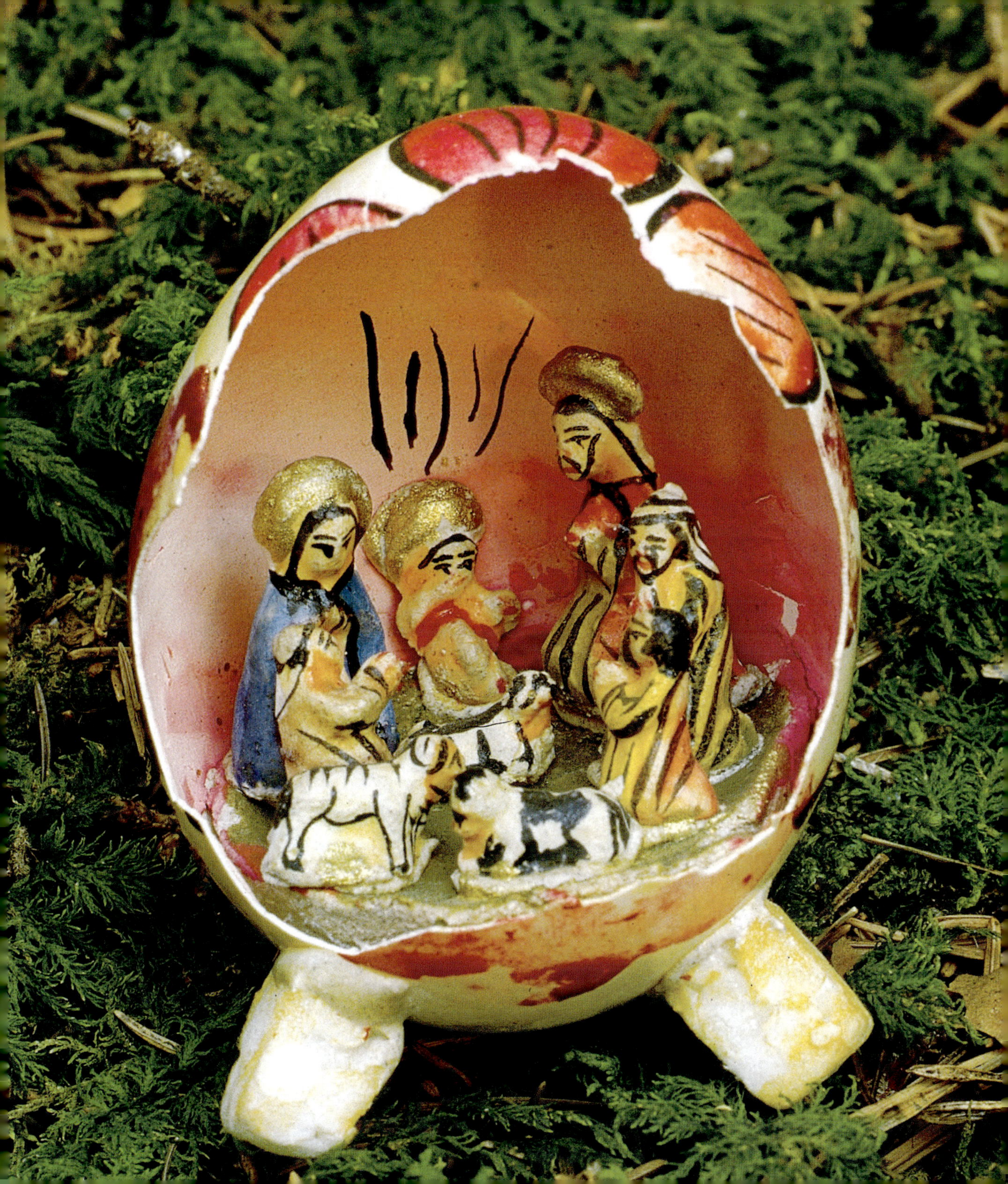

Freilich bleiben trotz Weihnachten auch noch andere Zeichen: Krieg, Ungerechtigkeit, Hunger und Zerstörung der Schöpfung. Das Kainszeichen entdecke ich auf meiner Stirn. Ist also nicht doch ein Fragezeichen zu setzen hinter die große Freude, die allem Volk widerfahren soll, hinter den Frieden auf Erden?
Das Kind in der Krippe, so wird es dem greisen Simeon gesagt, ist gesetzt auch zu einem *Zeichen, dem widersprochen wird* (Lukas 2, 34). Die Bretter der Krippe werden zu den Balken des Kreuzes, die Windeln des Kindes zum Lendentuch des Gekreuzigten. Am Anfang ein Stall, am Ende ein Galgen. Einst hielt Maria ihr Baby im Arm, dann liegt ein Leichnam in ihrem Schoß. Jochen Klepper (1903–1942) hat gedichtet: *Und über deiner Krippe schon zeig uns dein Kreuz, o Menschensohn.*
Gerade Krippe und Kreuz werden nun dennoch zu Zeichen, mit denen wir leben, sterben und überleben können. Da können Angst machende Zeichen der Zeit ihre Schrecken verlieren. Viele Zeichen halten nicht, was sie versprechen. Gottes Zeichen trügen nicht. Er hält, was er verspricht. In einem bunt und fröhlich bemalten Osterei durchbricht neues Leben die harte Schale. Weihnachten und Ostern, die Krippe im Ei oder in einer harten Nuss, sind hoffnungsvolles, ewiges Lebenszeichen.

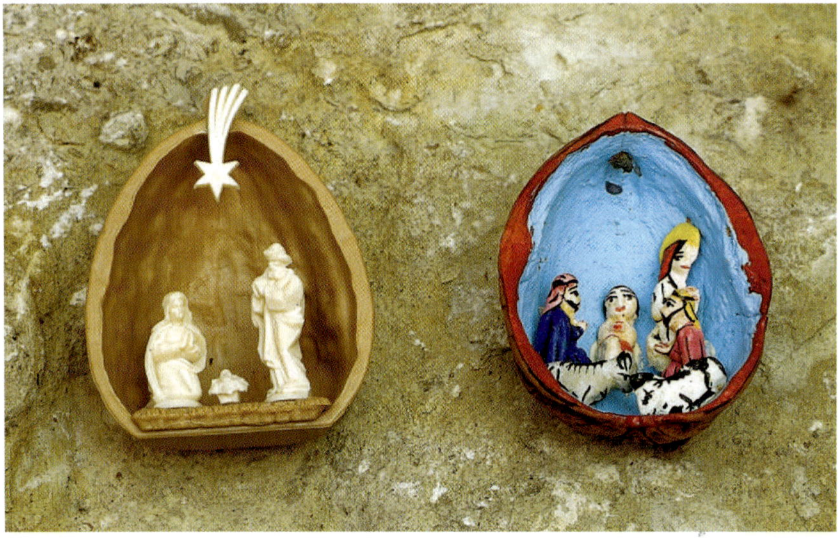

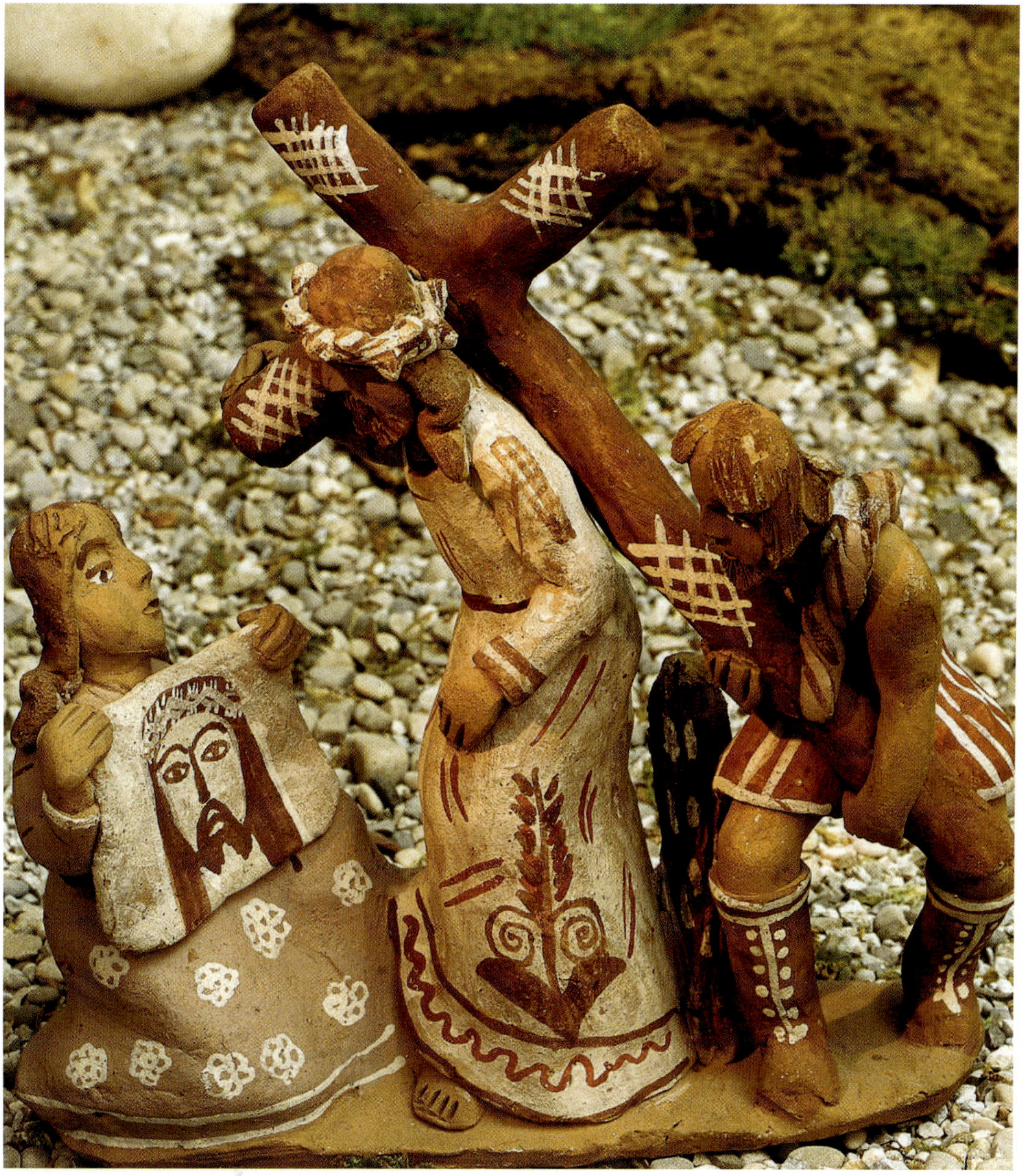

Im Zeichen von Krippe und Kreuz sind wir gehalten und haben Halt. Als wir selbst Kinder waren, in Windeln gewickelt, wurden wir bei unserer Taufe mit dem Zeichen des Kreuzes gesegnet. Nun sind wir Gezeichnete, ermutigt zu einem zeichenhaften und Zeichen setzenden Leben der Liebe. Das Kind in der Krippe war ein ganz schlichtes Zeichen. Dennoch hat es die Hirten froh und des Lobes voll gemacht. Das Leben ist erschienen als Vorzeichen ewigen Lebens. Dort wird unser Mund für immer und ewig voll Lachens sein. Wo wir – wenn auch ganz bescheidene – Zeichen der Liebe setzen, wird etwas mehr Himmel auf Erden und etwas weniger Kreuz. Darüber können wir uns freuen. Darüber wird sich das Kind freuen, in Windeln gewickelt und in einer Krippe liegend.

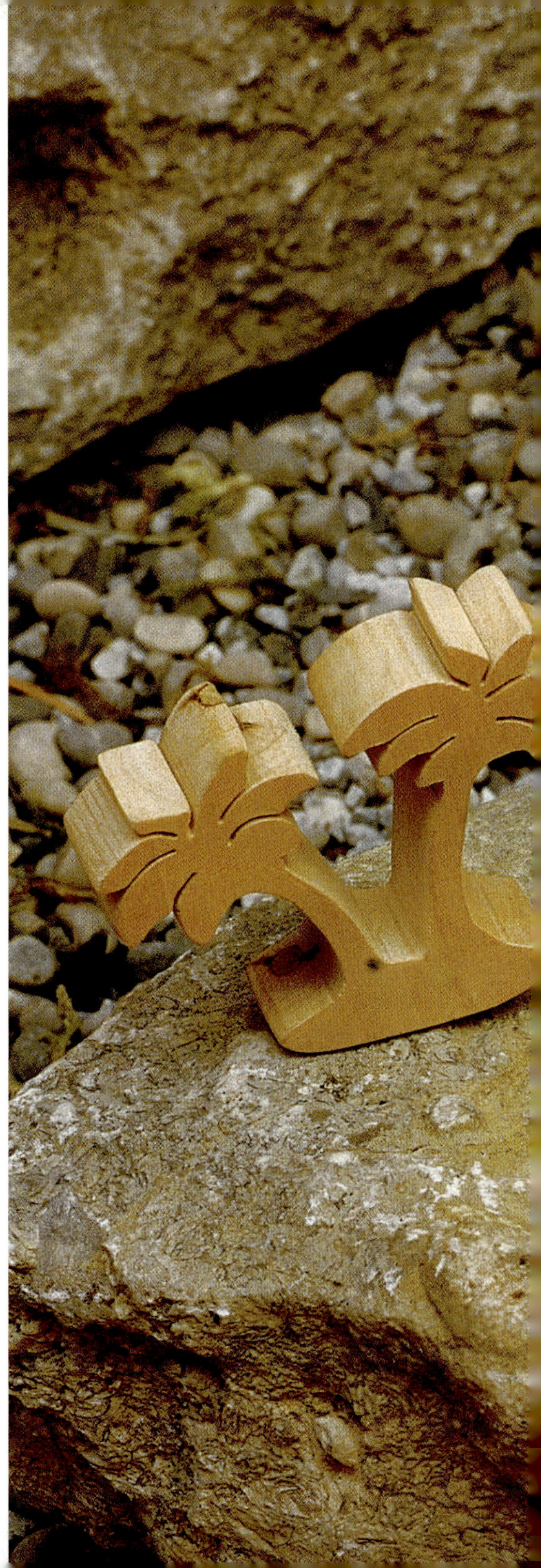

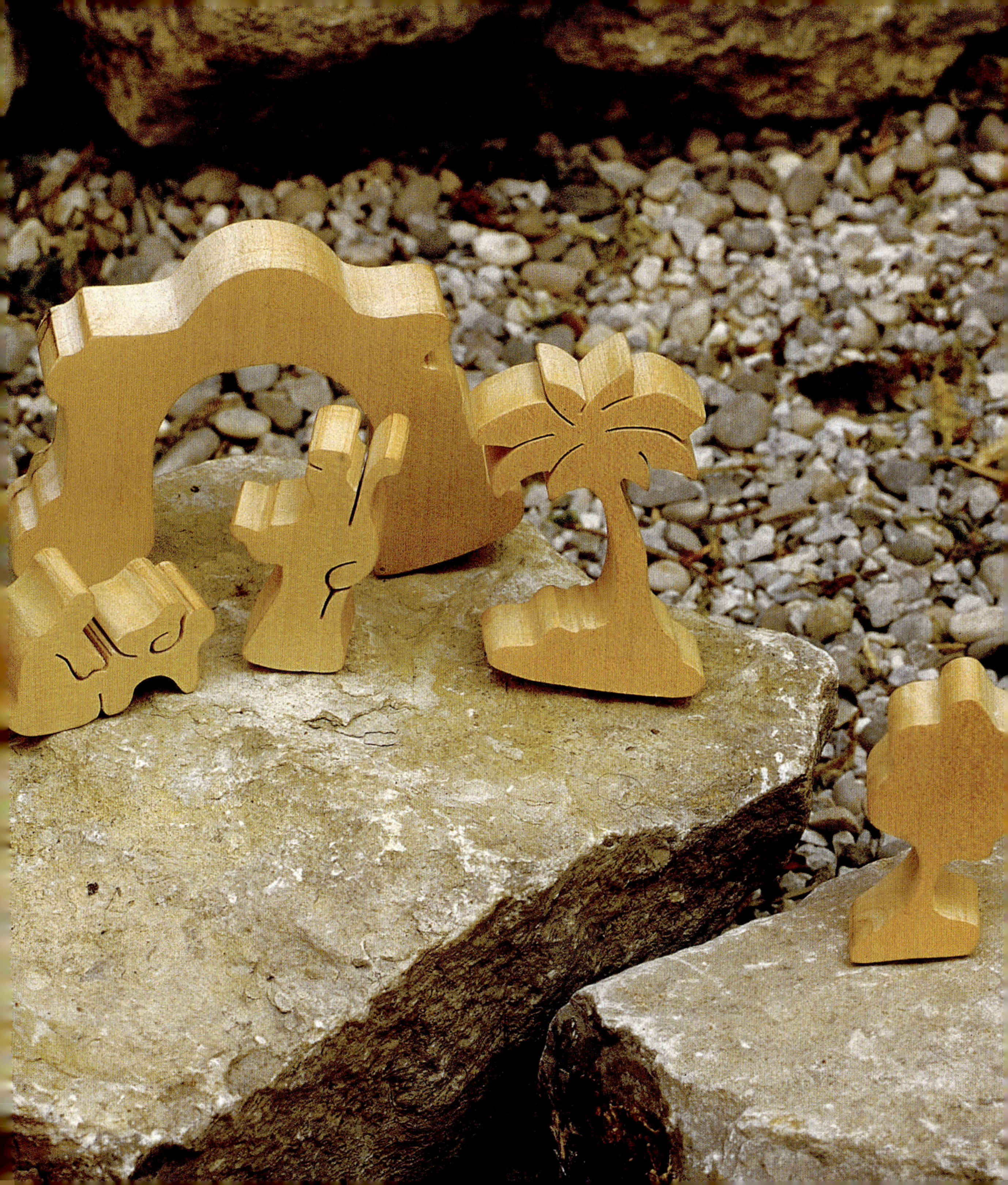

Die Hirten auf dem Feld

Und es waren Hirten in derselben Gegend auf dem Felde bei den Hürden, die hüteten des Nachts ihre Herde. Und siehe, des Herrn Engel trat zu ihnen, und die Klarheit des Herrn leuchtete um sie; und sie fürchteten sich sehr. Und der Engel sprach zu ihnen: »Fürchtet euch nicht! Siehe, ich verkündige euch große Freude, die allem Volk widerfahren wird; denn euch ist heute der Heiland geboren, welcher ist Christus, der Herr, in der Stadt Davids. Und das habt zum Zeichen: Ihr werdet finden das Kind in Windeln gewickelt und in einer Krippe liegen.« Und alsbald war da bei dem Engel die Menge der himmlischen Heerscharen, die lobten Gott und sprachen: »Ehre sei Gott in der Höhe und Friede auf Erden und den Menschen ein Wohlgefallen.«

Und da die Engel von ihnen gen Himmel fuhren, sprachen die Hirten untereinander: »Lasst uns nun gehen nach Bethlehem und die Geschichte sehen, die da geschehen ist, die uns der Herr kundgetan hat.« Und sie kamen eilend und fanden beide, Maria und Joseph, dazu das Kind in der Krippe liegen.

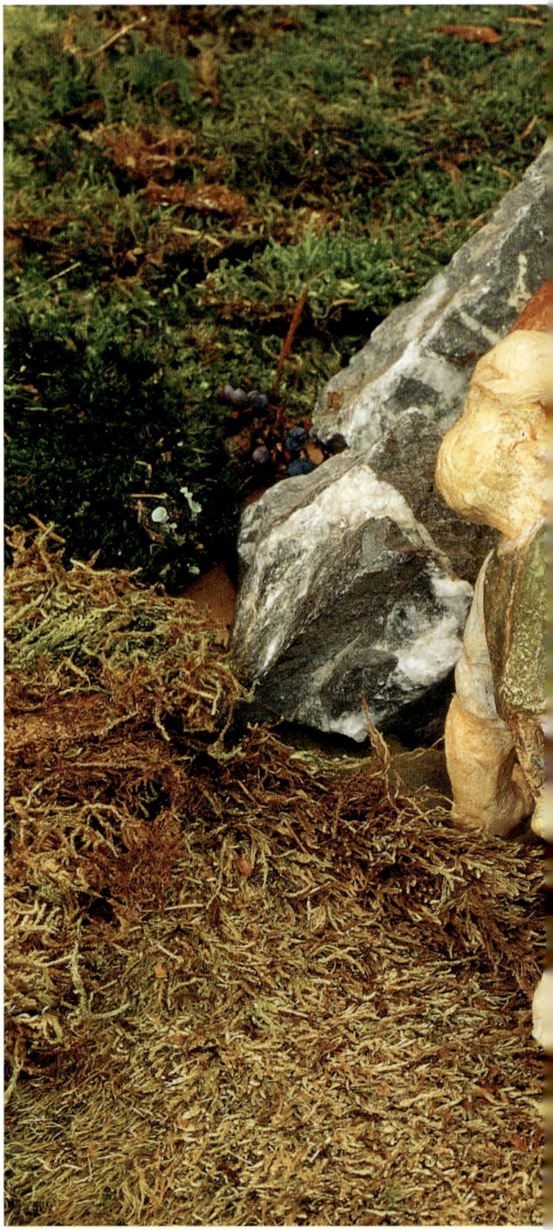

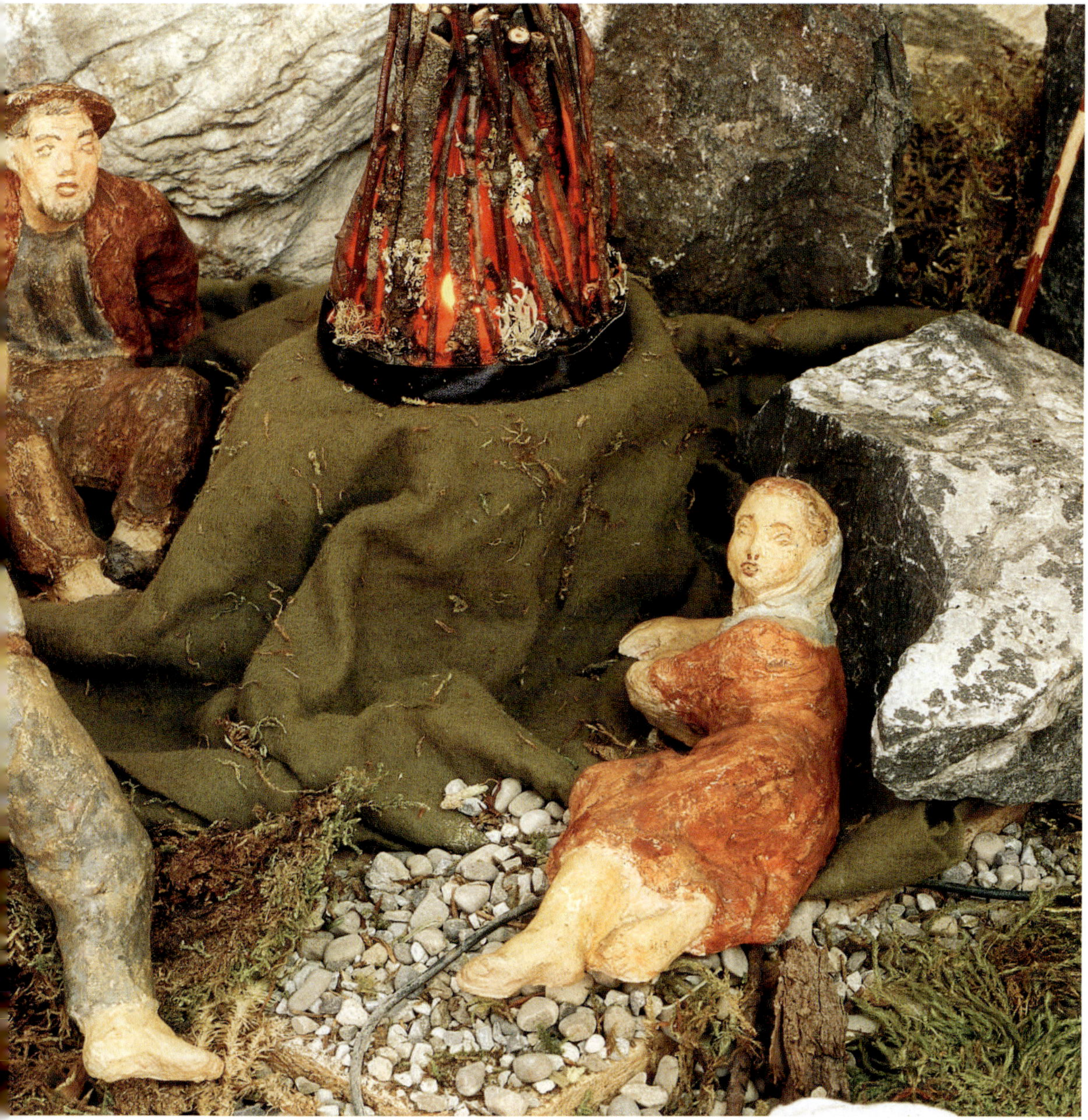

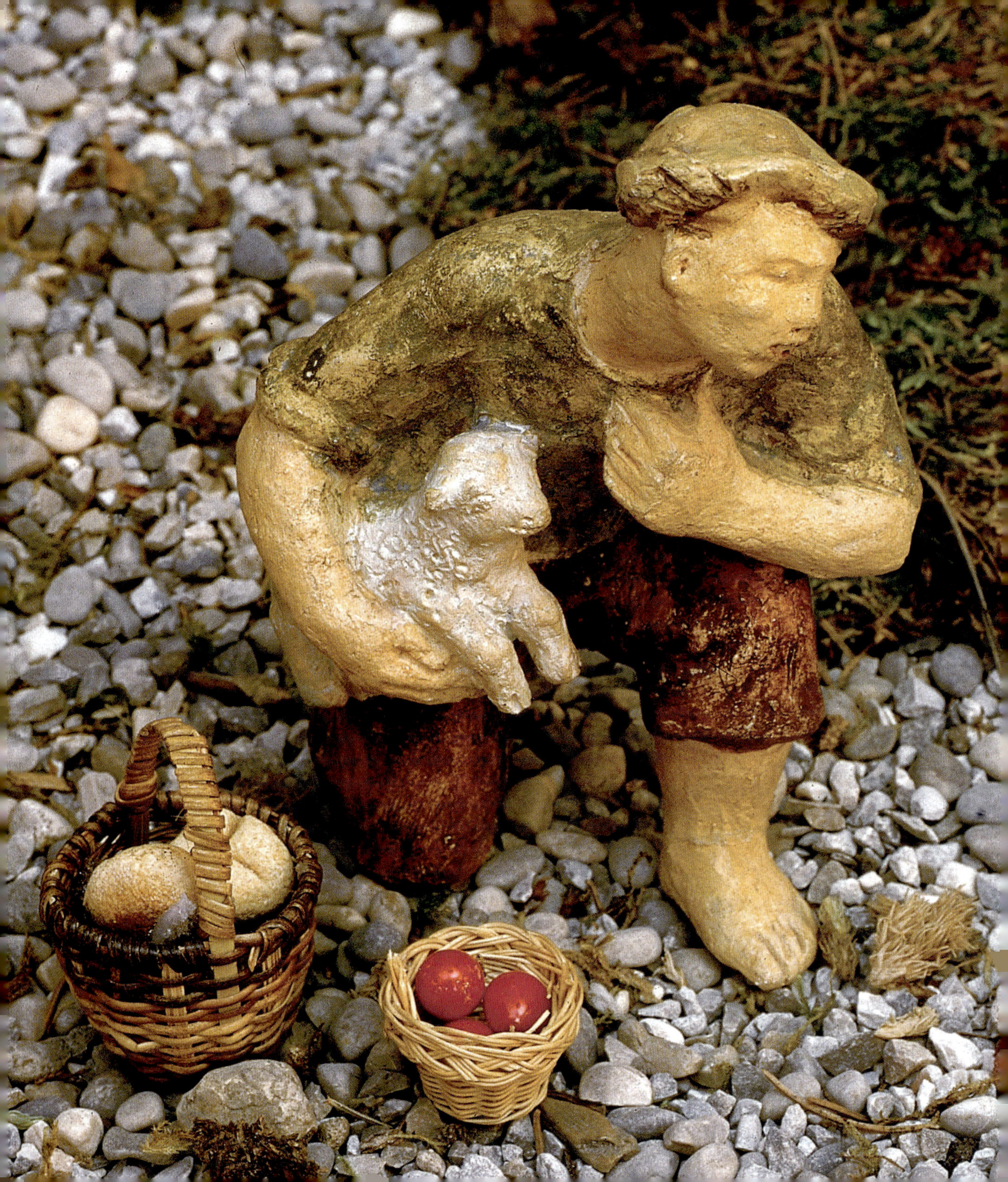

Da sie es aber gesehen hatten, breiteten sie das Wort aus, welches zu ihnen von diesem Kinde gesagt war. Und alle, vor die es kam, wunderten sich der Rede, die ihnen die Hirten gesagt hatten. Maria aber behielt alle diese Worte und bewegte sie in ihrem Herzen. Und die Hirten kehrten wieder um, priesen und lobten Gott um alles, was sie gehört und gesehen hatten, wie denn zu ihnen gesagt war (Lukas 2,8–20).

An der Krippe blicke ich auf die Hirten. Auch eine Hirtin ist dabei. Sie hüteten des Nachts ihre Herden, als der Engel des Herrn zu ihnen trat. Sie waren die Ersten, für die es Weihnachten wurde.

Die Hirten erfreuten sich damals keiner besonderen Beliebtheit. Man brauchte sie, aber man mochte sie nicht. Sie waren Menschen zweiter Klasse, am Rande der Gesellschaft. Aber gerade auf sie geht Gott zu. Zu ihnen tut er den ersten Schritt. Gerade ihnen ist die große Freude zuerst widerfahren. Im Stall von Bethlehem stehen sie nicht mehr am Rand, sondern in der Mitte. Auch die so genannten Randfiguren von heute sollten, gerade von uns, ins Licht der Krippe geholt werden. Gott will niemanden am Rand im Dunkeln stehen lassen, auch wenn es dort für manche gut munkeln ist. Die im Schatten leben, haben das Licht besonders nötig. Gott hat nun einmal eine Schwäche für die Schwachen.

Mit allem mögen die Hirten gerechnet haben, nur nicht mit dem, was ihnen in jener Nacht widerfuhr. Es war eben eine besondere, eine heilige Nacht. Es gab keine Gefühle, keine Stimmung, keine Hirtenromantik. Es war Nacht wie jede Nacht. Sie taten ihre Arbeit, sie wachten bei ihren Herden, sie schlugen sich mit wilden Tieren herum, sie gingen den Schafen nach und kämpften mit der Müdigkeit. Sie wärmten sich am flackernden Feuer und schliefen ein. Aufgeschreckt und aufgeweckt fuhren sie in die Höhe, als der Engel des Herrn zu ihnen trat. Erstaunt, fragend blickten sie in die Höhe, geblendet von der Klarheit des Herrn. Dann hörten sie nie gehörte Worte, Worte der Liebe, frohe Botschaft, die ihnen Freude machte. Nachdem die Engel wieder gen Himmel gefahren waren, gingen die Hirten sofort nach Bethlehem zum Kripperlschauen. Dort fanden sie Maria und Joseph, dazu das Kind, das in der Krippe lag. Sie werden ihre bescheidenen Gaben mitgebracht haben: Milch, Käse, ein Lamm. Sie knieten nieder und erwiesen dem Kind ihre Reverenz. Sie ließen sich nicht irremachen, weil alles etwas ärmlich war. Aber der

Schein trog. Armut muss nicht arm sein und Reichtum nicht reich. Oft gilt das Umgekehrte. Hinter der Armut Gottes verbirgt sich Reichtum, der bereichert und uns herausfordert, uns für die Armen dieser Erde zu engagieren. Die Armen sollen nicht immer ärmer werden, die Reichen nicht immer reicher. Ein Ausgleich tut Not.

Die Hirten kehrten um und gingen wieder ihrer Arbeit nach. Aber sie waren anders geworden. Bisher waren sie Umherschweifende gewesen, »vagantes« heißt das auf Lateinisch. Jetzt sind sie »extravagantes« geworden, die etwas Extravagantes, Außergewöhnliches taten, was man sonst von ihnen nicht kannte. Sie breiteten das Wort aus, das sie gehört hatten, sie priesen und lobten Gott. Früher hatten sie nichts zu sagen gehabt. Jetzt hatten sie etwas zu sagen, sodass man sich nur wundern konnte. Was sie von Engelszungen gehört hatten, sagten sie mit Menschenzungen weiter. Von den Hirten möchte ich mich zu extravagantem Leben ermutigen und mit weihnachtlichen Tugenden anstecken lassen: Gottvertrauen und Furchtlosigkeit, Betroffenheit und Beweglichkeit, Heiterkeit und Gelassenheit, Bescheidenheit und Opferbereitschaft, Neugier und Wissbegier, Geschichtsbewusstsein und Selbstbewusstsein und vor allem Gottesbewusstsein. So bleibt die Ehre Gottes in unserer Tiefe. So wächst der Friede auf Erden. So klingt das Gloria weiter.

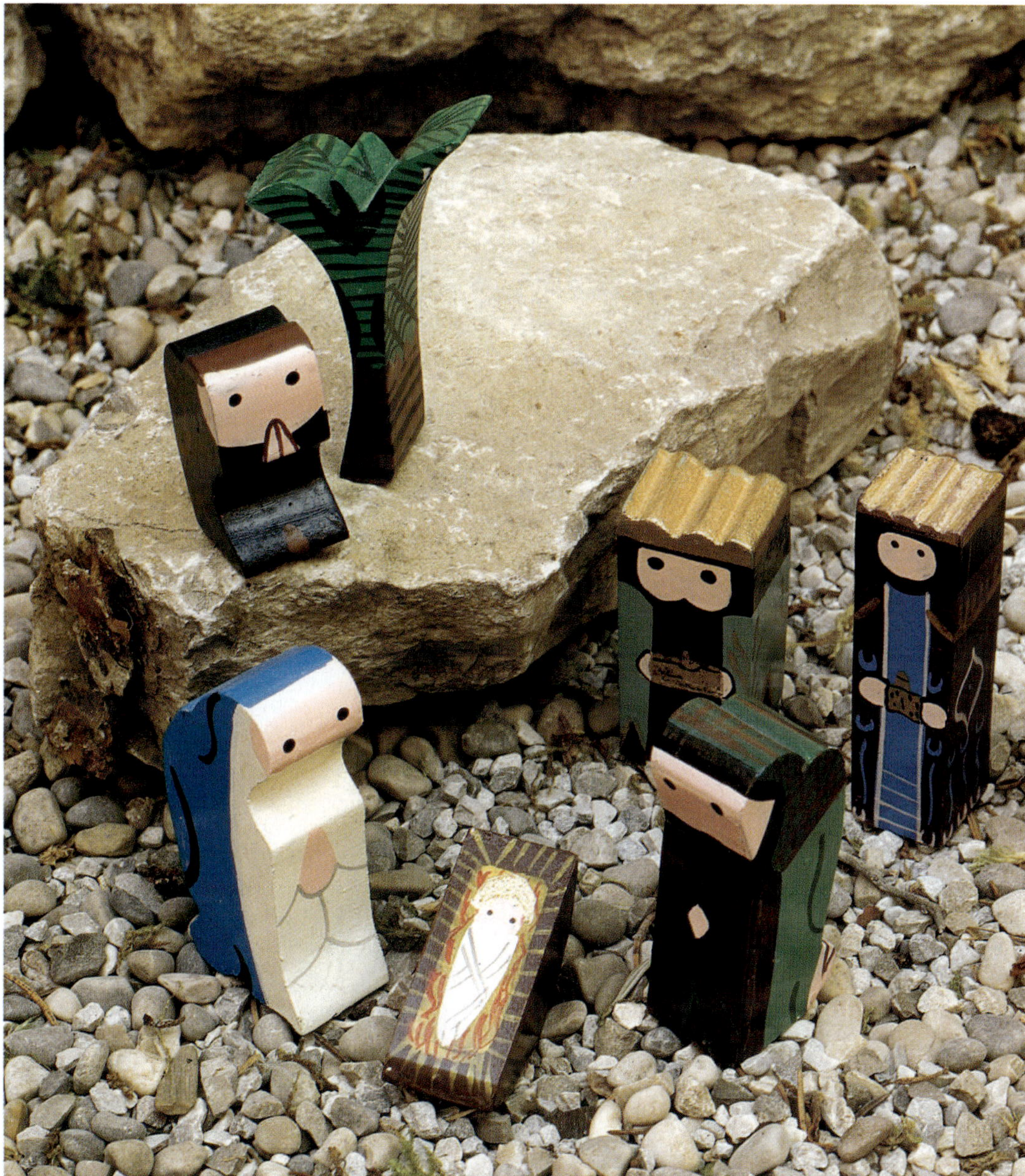

Tiere an der Krippe

»I-A!«, schreit der Esel. »Muh«, brüllt der Ochse. »Mäh«, blöken die Schafe. Distinguiert äußern sich die Kamele. Es ist ein heilloses Durcheinander bei den Tieren der Weihnacht. Es ist ja auch wirklich eine Viecherei, in welcher Gesellschaft sich das Kind in der Krippe befindet. In meiner Krippe ist die halbe Arche Noah vertreten: Hasen und Rehe, Hühner und der Fuchs, Schnecken und Igel, Pferde, Lama und Nashorn. Weil ich den Elefanten besonders liebe, habe ich ihn eigens anfertigen lassen samt dem kleinen Mohren als Treiber. Alle sind sie friedlich vereint. Der Kampf ums Dasein ist unterbrochen. So muss es im Paradies gewesen sein, und so soll es in der Ewigkeit wieder werden.

Nicht Statisten sind die Tiere in der Krippenszenerie. Sie sind die stummen Mahner und Prediger, dass Gott sein Weihnachtsfest nicht nur für uns Menschen, sondern für seine ganze Schöpfung veranstaltet hat. Gottes Fest will in allen Etagen im Haus seiner Welt gefeiert

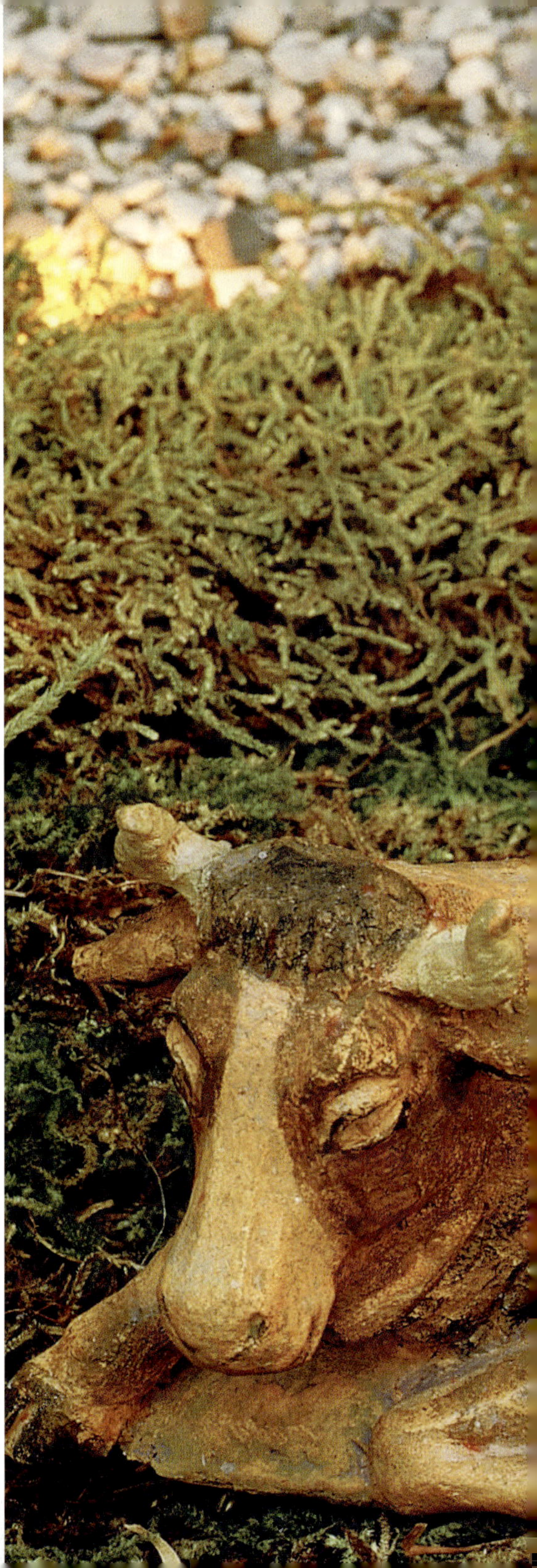

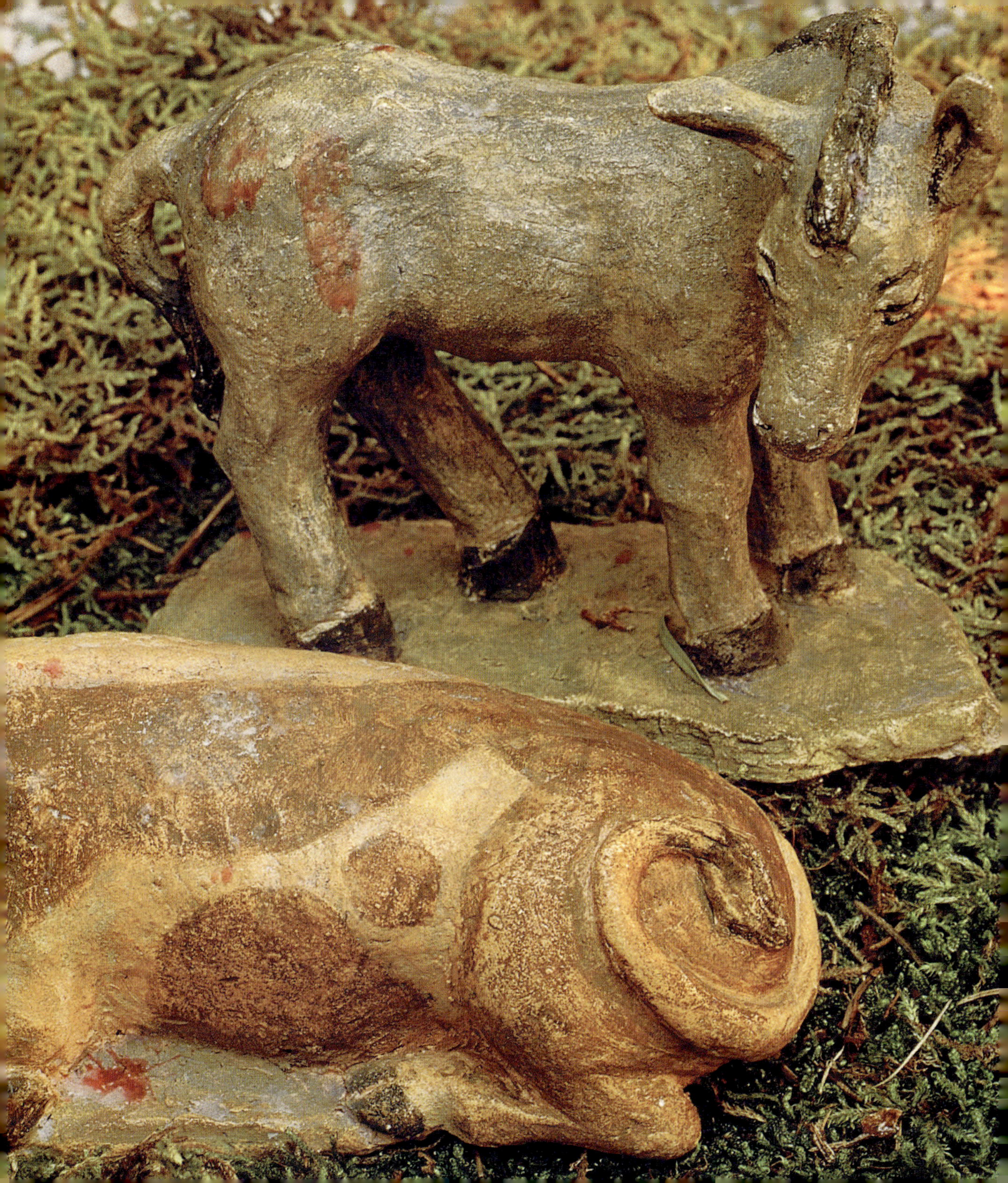

werden: im oberen Stockwerk, wo die himmlischen Heerscharen daheim sind, im Parterre, wo wir Menschen unser Wesen oder Unwesen treiben, und im Souterrain, wo alles versammelt ist, was da kreucht und fleucht. *Das ängstliche Harren der Kreatur* (Römer 8,19) kann zu Ende gehen. Paradiesische Zustände können wir erhoffen, wo Lämmer und Wölfe, Panther und Böcke, Kühe und Bären friedlich miteinander existieren (Jesaja 11,6). Wenn Frieden auf Erden und Wohlgefallen unter den Menschen sein sollen, dann ist alle Welt betroffen. *Welt ging verloren, Christ ist geboren.* Das gehört auch zu Christi Geburt, dass unsere Umwelt und wir mit ihr nicht verloren gehen. *Christ ist erschienen, uns zu versühnen.* Die Versöhnung mit der Natur gehört auch dazu.

Merkwürdigerweise geben sich an der Krippe viele Tiere ein Stelldichein, die wir als blöd und dumm, als stur und geistig unterbelichtet, eben als Ochsen, Esel, Schafe und Kamele bezeichnen. Möglicherweise ist das eine Beleidigung der Tiere. Natürlich, sie sind nicht die Gescheitesten. Aber ob sie etwa im Dienst des Menschen so phlegmatisch geworden sind und sagen: Im Umgang mit euch wird man halt so? Da bleibt

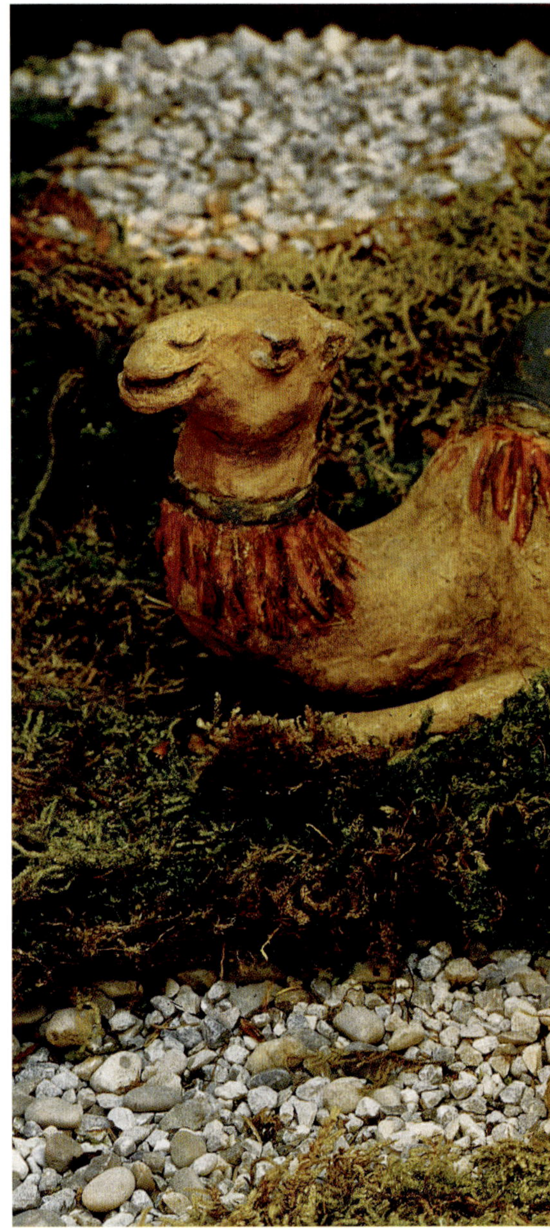

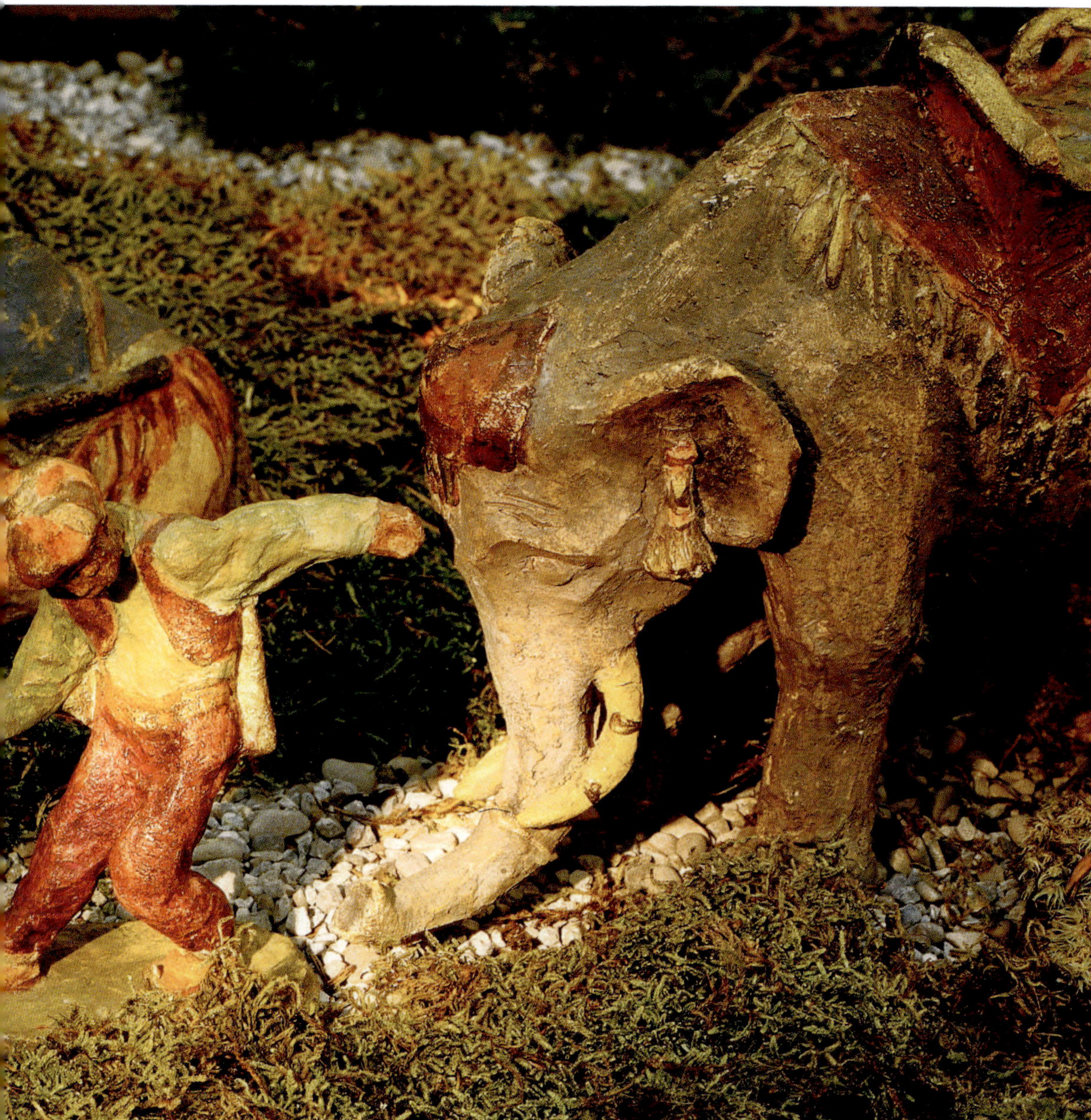

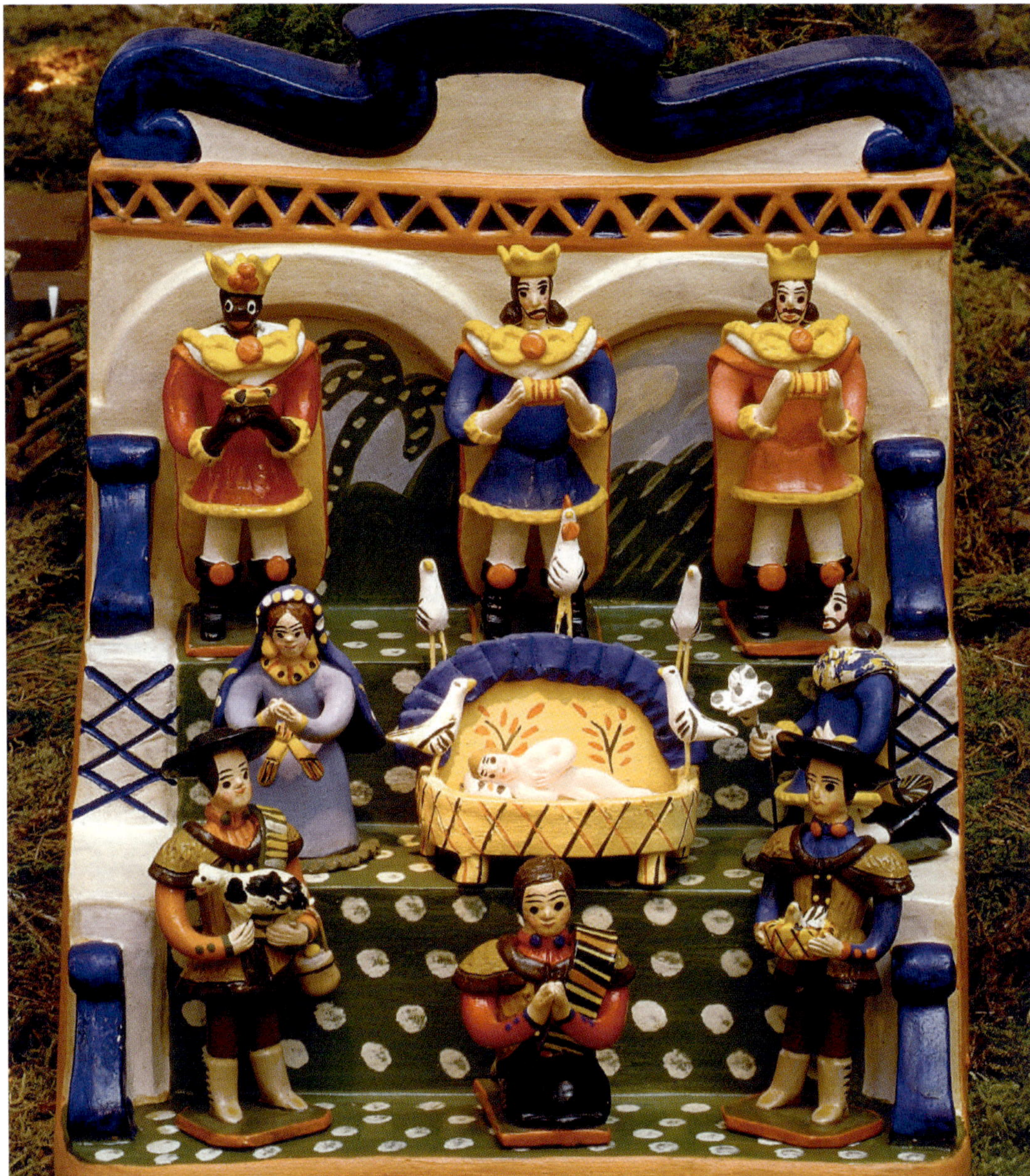

einem ja schon gar nichts anderes übrig, als sich ein dickes Fell zuzulegen, manchmal ein wenig störrisch zu sein oder einfach nur zu blöken!
Immerhin, ich erkenne mich in jenen Tieren wieder. Bin ich nicht oft einer, der zufrieden ist, wenn er ein Büschel Heu im Mund hat, es kann natürlich auch etwas Besseres sein von grüner Aue und fetter Weide? Bin ich nicht einer, der teils einspännig, teils mehrspännig durch die Weltgeschichte zottelt, seiner Arbeit so notgedrungen nachgeht und hin und wieder Laute des Unbehagens ausstößt; einer, der leeres Stroh drischt oder nur wiederkäut, was ihm vorgelegt wird? Bin ich nicht einer, der seine Beine halsstarrig in den Boden stemmt gegen den anderen; einer, der bepackt ist und beladen mit Sorgen und Ängsten, der vor den Problemen des Lebens steht, ja eben wie der Ochs vor dem berühmten Berg; einer, der sehr hochmütig einherschaukelt, die Nase hoch trägt, der nur ungern in die Knie gehen möchte; einer, der seine Seitensprünge macht, aus der Reihe tanzt und zugleich eingepfercht ist in die Herde, den Geist der Masse? Ach, es sind wahrlich lichte Momente von höchst existenziellem Tiefgang, wenn ich mir an meinen Kopf schlage und sage: »Ich Schaf, ich Kamel, ich Rindviech.«
Ein Ochse kennt seinen Herrn, der Esel die Krippe seines Herrn, aber mein Volk hat's nicht erkannt, sagt Jesaja (Jesaja 1,3). Habe ich es kapiert, kenne, bekenne oder verkenne ich Gott? Bin ich am Stall von Bethlehem vorbeigestolpert und in fremde, andere Ställe gelaufen, die auf dem religiösen Markt aufgebaut sind?
Wie die Haustiere mit uns bekannt und vertraut im Umgang sind, so müssten wir mit Jesus bekannt und vertraut werden. Wie Ochs und Esel, Schafe und Kamele in seiner Nähe waren, so müssten wir uns in die Nähe Jesu, in seine Atmosphäre begeben. Wir würden dann auch frei von anderen Göttern. Der Stier in seiner Größe, Stärke und Fruchtbarkeit genoss göttliche Verehrung. Aber der einst göttliche Ochs hat keine Stimme mehr; er hört auf die Stimme seines Herrn.
Manchen Tieren in meiner Krippe ist nicht nur Verwunderung und Staunen, fast so etwas wie Glauben ins Gesicht gelegt, sondern auch Liebe. Wie sie das Kind, das nackt und bloß daliegt auf Heu und auf Stroh, mit ihrem Atem wärmen und es beäugen, strahlt von ihnen Freundlichkeit und Gutmütigkeit, Anhänglichkeit, eben Liebe aus. Sie geben, was sie geben können.

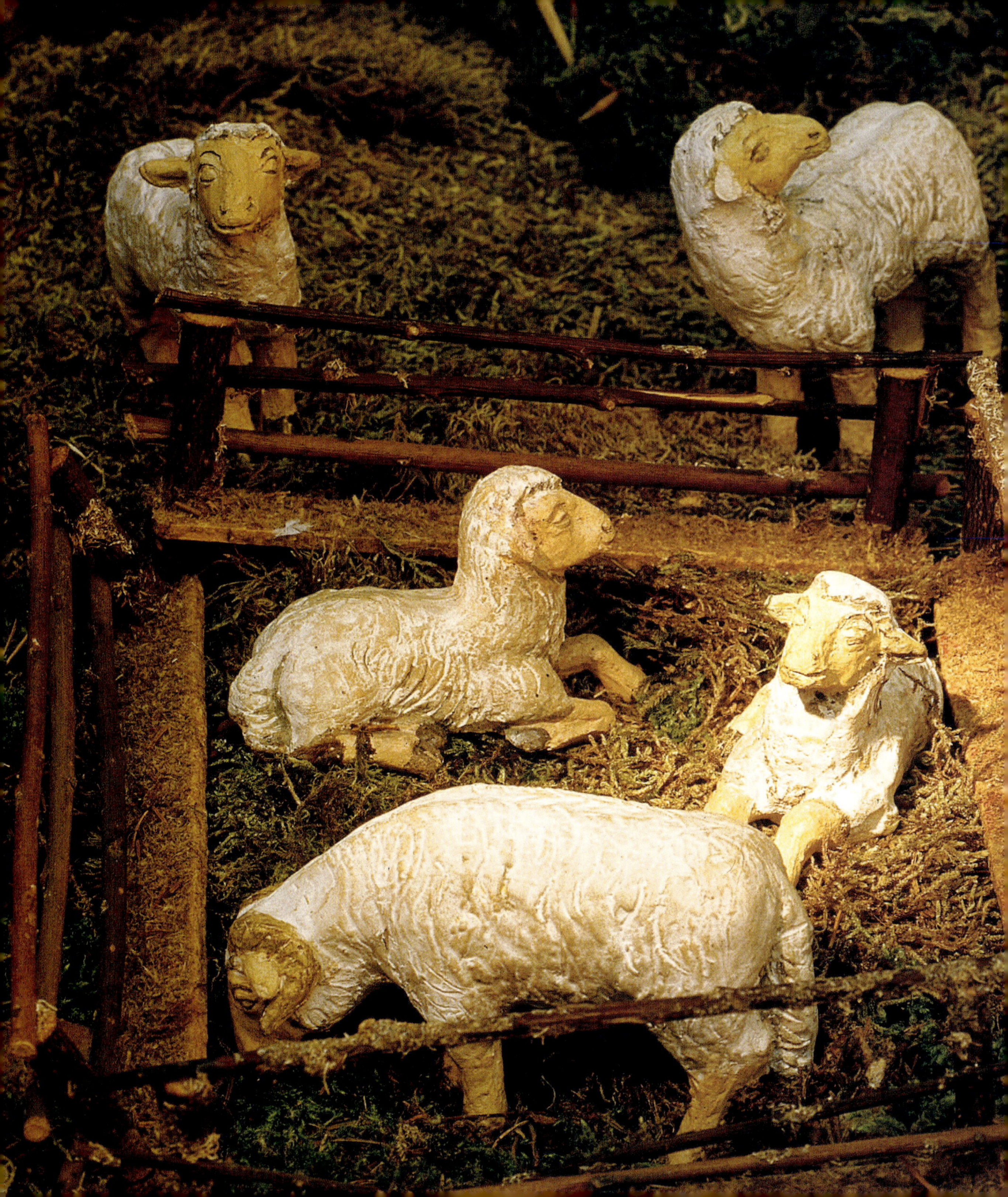

Gott hat sich der Welt geschenkt. Die Freude und Liebe, die bei den Brettern der Krippe begann, hat sich vollendet an den Balken des Kreuzes, wo Jesus, der gute Hirte, wie ein Schaf zur Schlachtbank geführt wurde. Wir können geben und schenken. Das Konto an Liebe ist unerschöpflich. Wie Ochs und Esel ihrem Herrn zur Verfügung standen, so könnten wir einander zur Verfügung stehen und damit dem, dessen Joch sanft und dessen Last leicht ist.

Wie das Kind, so hat auch der erwachsene Jesus ein Herz für die Tiere. Er freut sich an den Vögeln unter dem Himmel. Er kennt die Gruben der Füchse und die Fische im See Genezareth. Kamele – so sagt er – gingen leichter durch ein Nadelöhr, als dass Reiche in den Himmel kämen. Auf einem Esel hält er Einzug in Jerusalem. Er will der gute Hirte sein für uns, seine Schafe. Darüber wird er selbst zum Opfertier, zum Sündenbock, zu Gottes Lamm, das der Welt Sünde trägt.

Ich wünsche uns für unsere Häuser und Wohnungen, für die Arbeitsplätze, Büros und Geschäfte, für die Schulen und Hörsäle, für die Parlamente, Rathäuser die Stallatmosphäre von Bethlehem. Ich wünsche uns etwas von der Art und dem Verhalten der Ochsen, Esel, Schafe und Kamele. Ich wünsche uns Gehör für die Stimme unseres Herrn. Dann sollte es uns freilich nicht stören, wenn uns andere ihrerseits für Ochsen, Esel, Schafe oder Kamele halten.

Die Weisen aus dem Morgenland

Da Jesus geboren war zu Bethlehem im jüdischen Lande zur Zeit des Königs Herodes, siehe, da kamen Weise vom Morgenland nach Jerusalem und sprachen: »Wo ist der neugeborene König der Juden? Wir haben seinen Stern gesehen im Morgenland und sind gekommen, ihn anzubeten.« Da das der König Herodes hörte, erschrak er und mit ihm das ganze Jerusalem und ließ versammeln alle Hohenpriester und Schriftgelehrten unter dem Volk und erforschte von ihnen, wo Christus sollte geboren werden. Und sie sagten ihm: »Zu Bethlehem im jüdischen Lande; denn also steht geschrieben durch den Propheten: ›Und du, Bethlehem im jüdischen Lande, bist mitnichten die kleinste unter den Städten in Juda; denn aus dir soll mir kommen der Herzog, der über mein Volk Israel ein Herr sei.‹«

Da rief Herodes die Weisen heimlich und erkundete mit Fleiß von ihnen, wann der Stern erschienen wäre, und wies sie nach Bethlehem und sprach: Ziehet hin und forschet fleißig nach dem Kindlein; und wenn ihr's findet, so sagt mir's wieder, dass ich auch komme und es anbete. Als sie nun den König gehört hatten, zogen sie hin. Und siehe, der Stern, den sie im Morgenland gesehen hatten, ging vor ihnen hin, bis dass er kam und stand oben über, wo das Kindlein war. Da sie den Stern sahen, wurden sie hoch erfreut und gingen in das Haus und fanden das Kindlein mit Maria, seiner Mutter, und fielen nieder und beteten es an und taten ihre Schätze auf und schenkten ihm Gold, Weihrauch und Myrrhe. Und Gott befahl ihnen im Traum, dass sie nicht sollten wieder zu Herodes gehen, und sie zogen auf einem anderen Weg in ihr Land (Matthäus 2,1–12).

Gleich zweimal erscheinen die Heiligen Drei Könige in meiner Krippe. Einmal sind sie noch ganz klein zu sehen, in weiter Ferne, auf der Suche nach dem Stern. Dann sind sie am Ziel. Alle drei damals bekannten Erdteile sind vertreten. Drei Generationen repräsentieren sie, Melchior den Greis, Balthasar das mittlere Alter und Kaspar die Jugend.

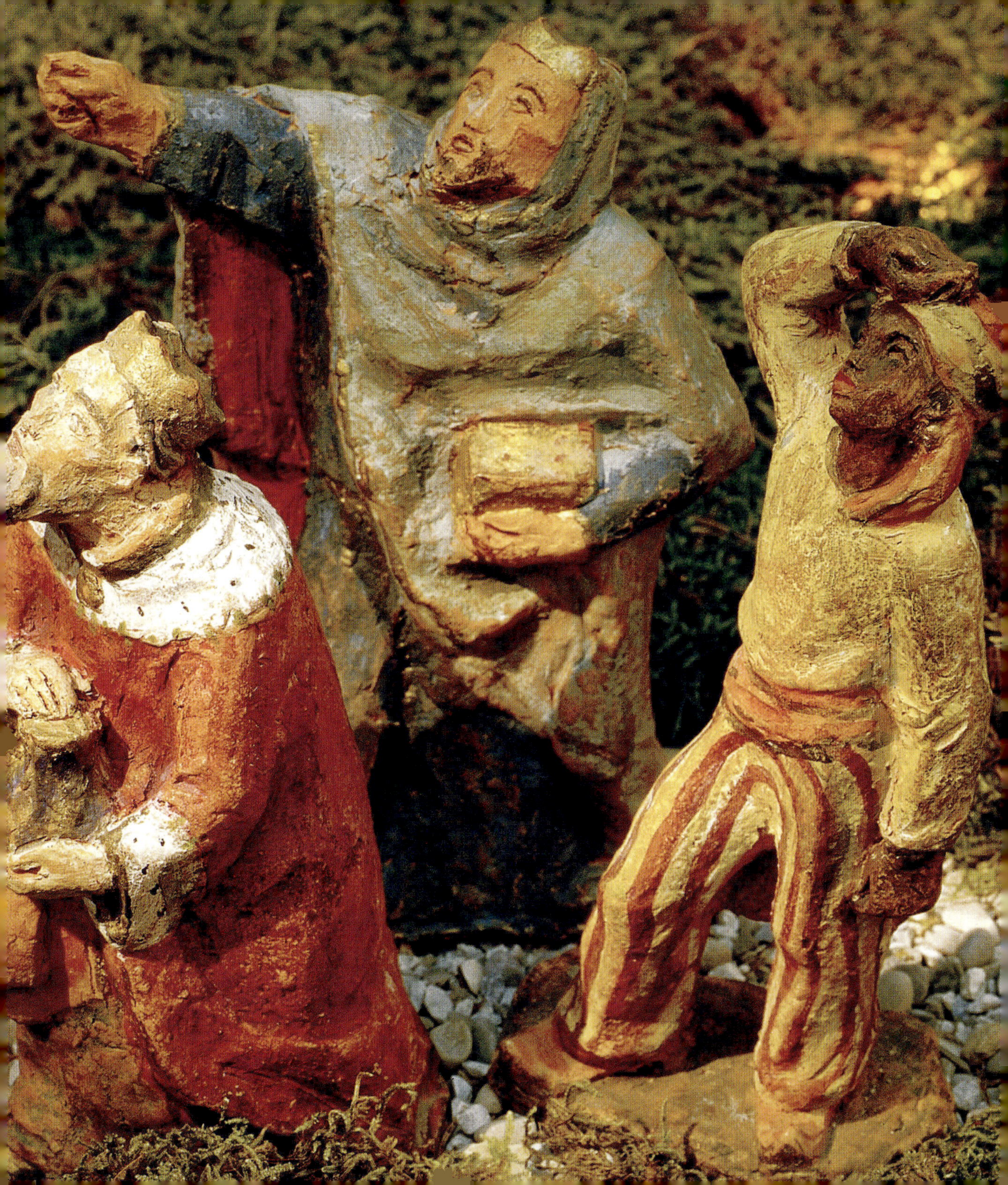

Eine merkwürdige Sache, wirklich »merkwürdig«, ist es mit diesen Weisen aus dem Morgenland. Ich will versuchen, einigen der denkwürdigen Merkwürdigkeiten nachzuspüren. Sie wollen uns den Weg spuren zur Krippe, zum Weihnachtsgeschehen. »Siehe, da kamen Weise aus dem Morgenland.« Diese Leute kommen von irgendwoher aus dem Osten. Dort gab es schon eine hohe Kultur und gebildete Gelehrsamkeit, als in den germanischen Hainen noch gar nichts los war. Ein wenig Bescheidenheit täte uns Deutschen also ganz gut. Am deutschen Wesen wird die Welt nicht genesen, wohl aber an Christi Wesen. Die Männer waren Heiden. Seit alters ist der 6. Januar, Epiphanias, der Tag der Mission, die zu den Heiden das Licht trägt, dessen Schein die Leute aus dem Morgenland angezogen hat. Nur ist unterdessen Deutschland selbst Missionsland geworden.

Nicht nur mit dem Herkunftsort, auch mit der Personenbeschreibung tun wir uns merkwürdig schwer. Nirgends steht, dass sie zu dritt waren und Kaspar, Melchior und Balthasar hießen. Aber die Drei ist nun einmal eine heilige Zahl. Nirgends steht, dass einer schwarz war. Aber wenn er so gezeigt wird, macht das unübersehbar, dass Gott nicht nur die weiße Rasse liebt.

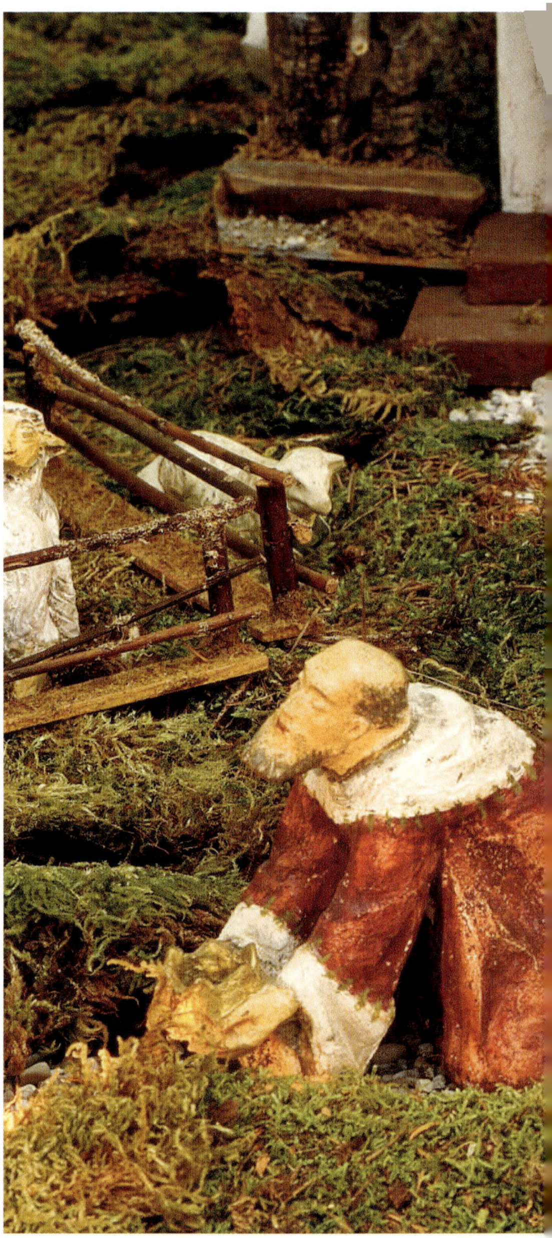

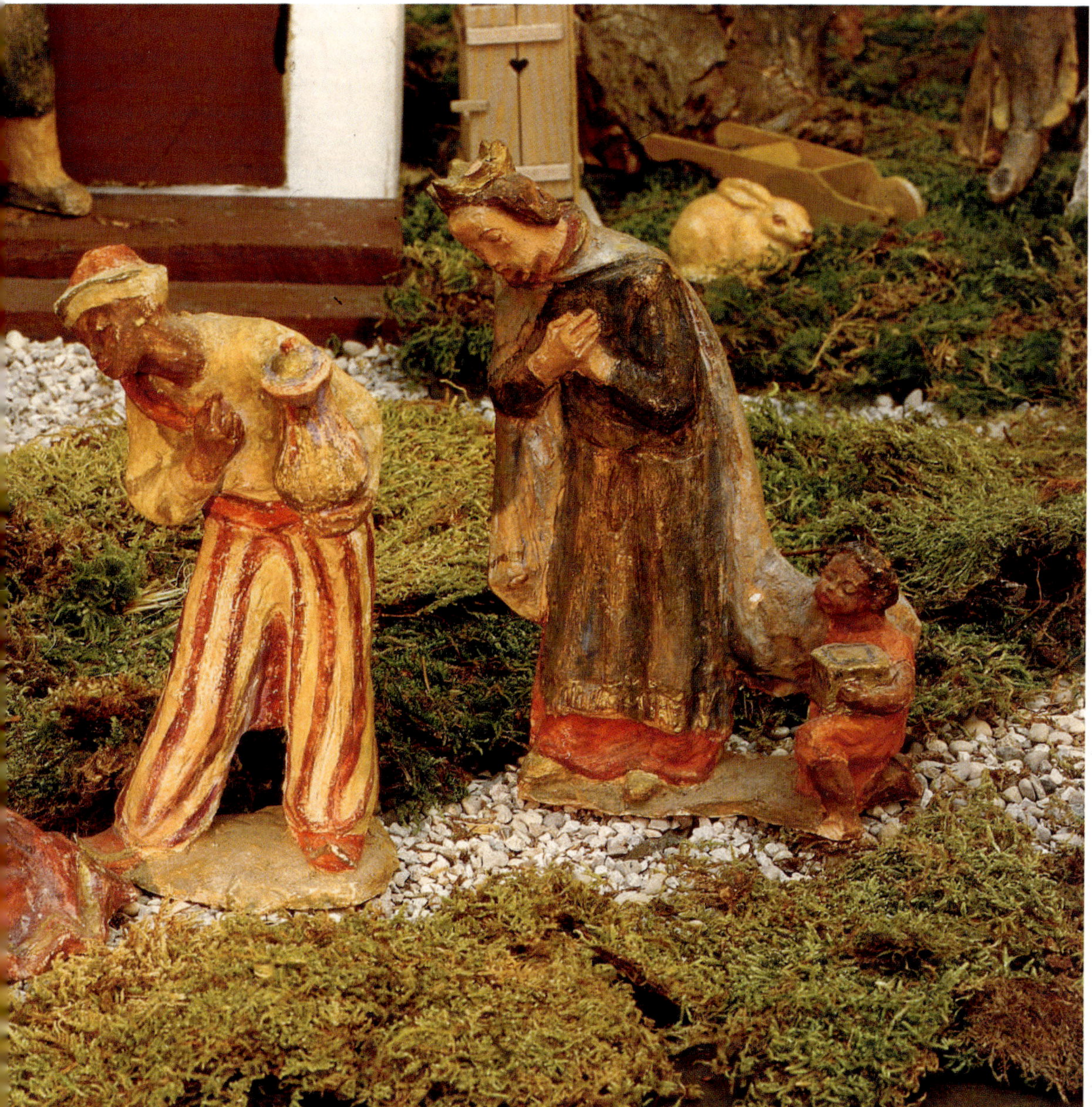

Nirgends steht, dass es Könige waren mit großem Gefolge. Aber die Begegnung spricht für sich zwischen diesen Königen und dem König der Könige, dem die Weltkugel als Zeichen seiner Würde in die Wiege oder in die kindliche Hand gelegt ist. Alle Großen dieser Welt sind nur von Gottes Gnaden, was sie sind. Fromme Legende lügt nicht. Sie erzählt bleibende Wahrheit nur mit anderen Mitteln.
Wir halten uns an das, was in der Bibel geschrieben steht. Da ist zu lesen, es wären Magier gewesen. Das klingt für unsere aufgeklärten Ohren erst recht unvernünftig, rückständig und merkwürdig. Aber aufgeklärt sehen wir dennoch nicht klarer. Darum können uns die Magier eines Besseren belehren. Sie wissen etwas von der Hintergründigkeit des Lebens, von den Tiefen des Daseins, von den Urgründen und Abgründen menschlicher Existenz, die nicht in eine mathematische Formel einzufangen und dennoch ganz real sind. Das Leben ist eben mehr, als sich begreifen und berechnen lässt. Es gewinnt an Tiefgang und Substanz, wenn wir seine verborgenen schönen Seiten entdecken, so wie das in den Weihnachtstagen geschehen mag. Die Magier waren zugleich Naturwissenschaftler, Astronomen und Astrologen in einer Person. Der große Physiker Werner Heisenberg hat einmal gesagt, der erste Schluck aus dem Becher der Naturwissenschaft könne atheistisch machen, aber am Grunde des Bechers warte Gott – wie für die Weisen aus dem Morgenland.
Prominente Leute waren sie, privilegiert und etabliert. Dass sie und nicht nur die armen Hirten an der Krippe waren, ist mir wichtig. Gewiss ist Jesus ein Anwalt der Schwachen. Aber deshalb ist er nicht der Staatsanwalt gegen die Starken, die oft gar nicht so stark sind, wie sie sich geben. Darum werbe ich auch um mehr Respekt für die Starken und Prominenten, die oft fast schwach werden dürften unter der Kritik, die sie sich von allen Seiten gefallen lassen müssen. Jesus ist für alle geboren, für die Reichen und Armen, für die Ehrbaren und für die Dirnen, für die Privilegierten und die Unterprivilegierten, für die Gescheiten und für die weniger Gescheiten, für Sie und für mich.
Fragende Menschen waren die Weisen: *Wo ist der neugeborene König der Juden?* Neugierig fragend blieben sie dem Stern und Jesus auf der Spur. Die Tugend der Neugierde bräuchten auch wir, um Jesus zu suchen und zu finden. – Stören ließen sie sich in ihrer Arbeit und traten eine abenteuerliche Reise an. Stören muss man

sich lassen und ein Risiko eingehen, wenn man mit Gott etwas erleben will. Einen langen Anmarsch hatten sie schließlich samt einem Umweg über Jerusalem. Kurze Wege zum Glauben sind auch heute noch selten. Deshalb braucht niemand zu verzweifeln, wenn er oder andere, um deren Glauben wir uns sorgen, erst nach Irrwegen zum Ziel kommen, an die Krippe von Bethlehem.

Die zweite Merkwürdigkeit ist die Sache mit dem Stern, als ob sich Gott auf die astrologische Ebene begäbe. Der Stern von Bethlehem ist freilich für viele uninteressant geworden. Andere Sterne haben ihm den Rang abgelaufen. Astrologie steht hoch im Kurs, nicht nur um die Jahreswende. Fast jeder weiß, in welchem Tierkreiszeichen er geboren ist; viele meinen, daraus Schlüsse für ihr Leben ziehen zu können. Über die Hälfte aller Bundesbürger liest regelmäßig das Horoskop.

Der Sternenkult ist ein Zeichen dafür, dass wir ohne Glauben nicht leben können. Wenn aber der wirkliche Glaube verloren geht, mit dem wir leben und sterben können, dann sind dem Aberglauben Tür und Tor geöffnet. Nie glauben die Menschen so komisches und dummes Zeug wie dann, wenn sie nichts mehr glauben. Wenn dem Kind in der Krippe nur ein winziger Bruchteil des Glaubens geschenkt würde,

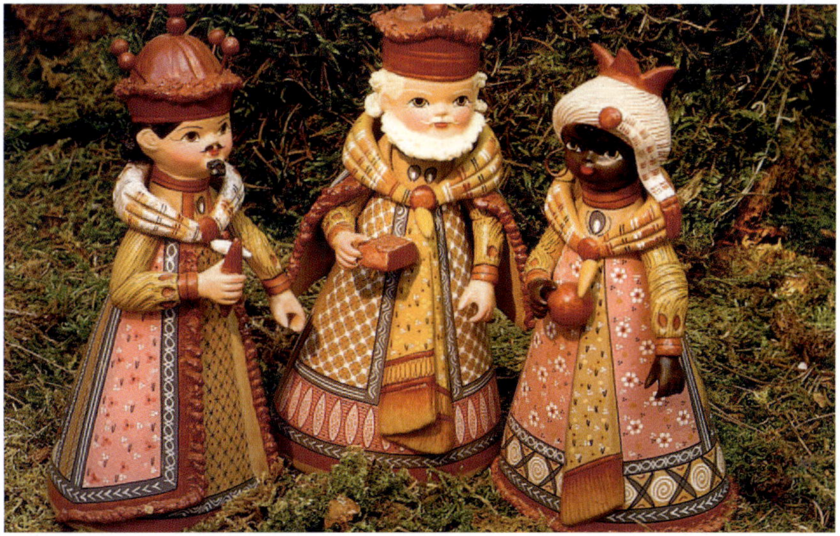

der den Sternen gewährt wird, dann sähe es anders aus in unserer Welt.
Der Blick nach den Sternen ist auch ein Signal der Angst. »Wie wird es weitergehen mit der Welt, mit meinem Leben?«, so fragen wir gerade am Jahresanfang. Die Sterne wissen darauf keine Antwort. Von ihnen haben wir nichts zu erwarten. Von dem Stern von Bethlehem können wir uns etwas erhoffen, genauer gesagt von dem Kind, auf das dieser Stern hinweist. Da wird die Richtung gezeigt, da tut sich ein Weg auf, auf dem man gehen kann und ans Ziel kommt.
Der Stern Davids, in vergangenen braunen Zeiten als Judenstern missbraucht, hat Millionen Menschen Leid und Tod gebracht. Als der Christusstern will er Freude und Leben bringen. Gott hat einen Stern für diese Welt. Er ist da, auch hinter Wolken. So steht unser Leben unter einem guten Stern.
Merkwürdig ist weiter, wie sich Herodes verhält. Er macht wahrlich keine gute Figur. Das allzu enge Bündnis von Thron und Altar war schon damals höchst fragwürdig.
Statt hocherfreut zu sein, wird Herodes von panischer Angst gepackt. Er fühlt seinen Thron wackeln. Nach außen wahrt er zwar scheinheilig das fromme Gesicht.

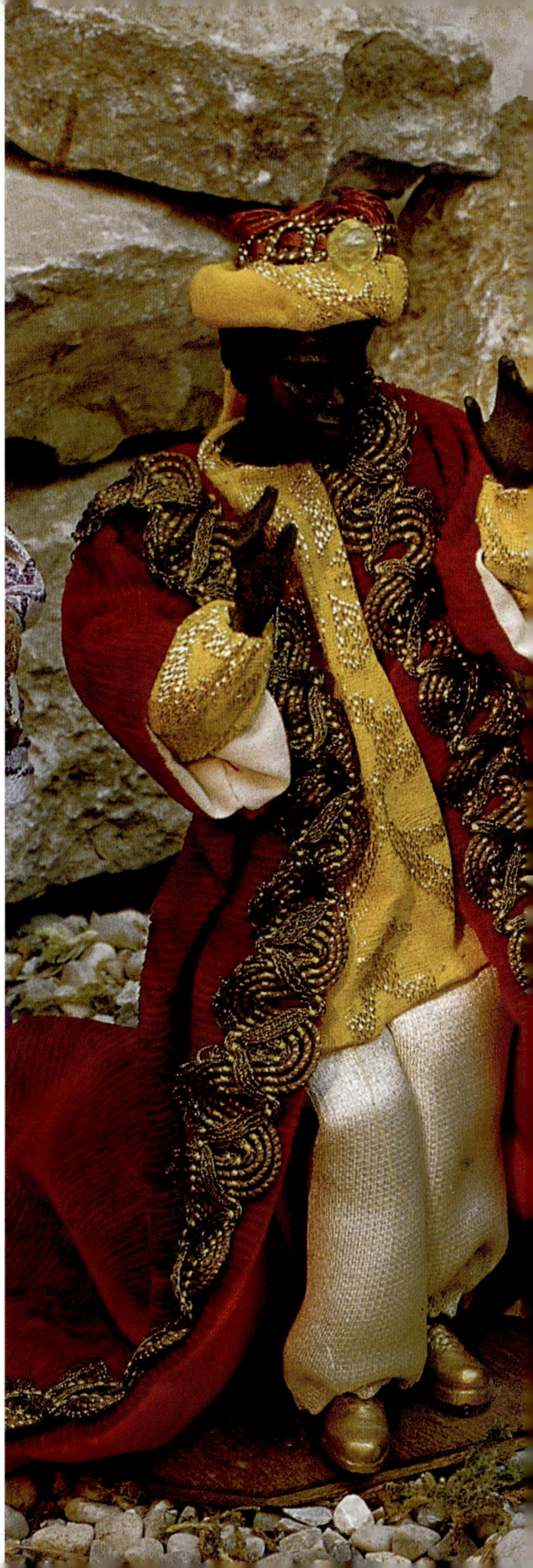

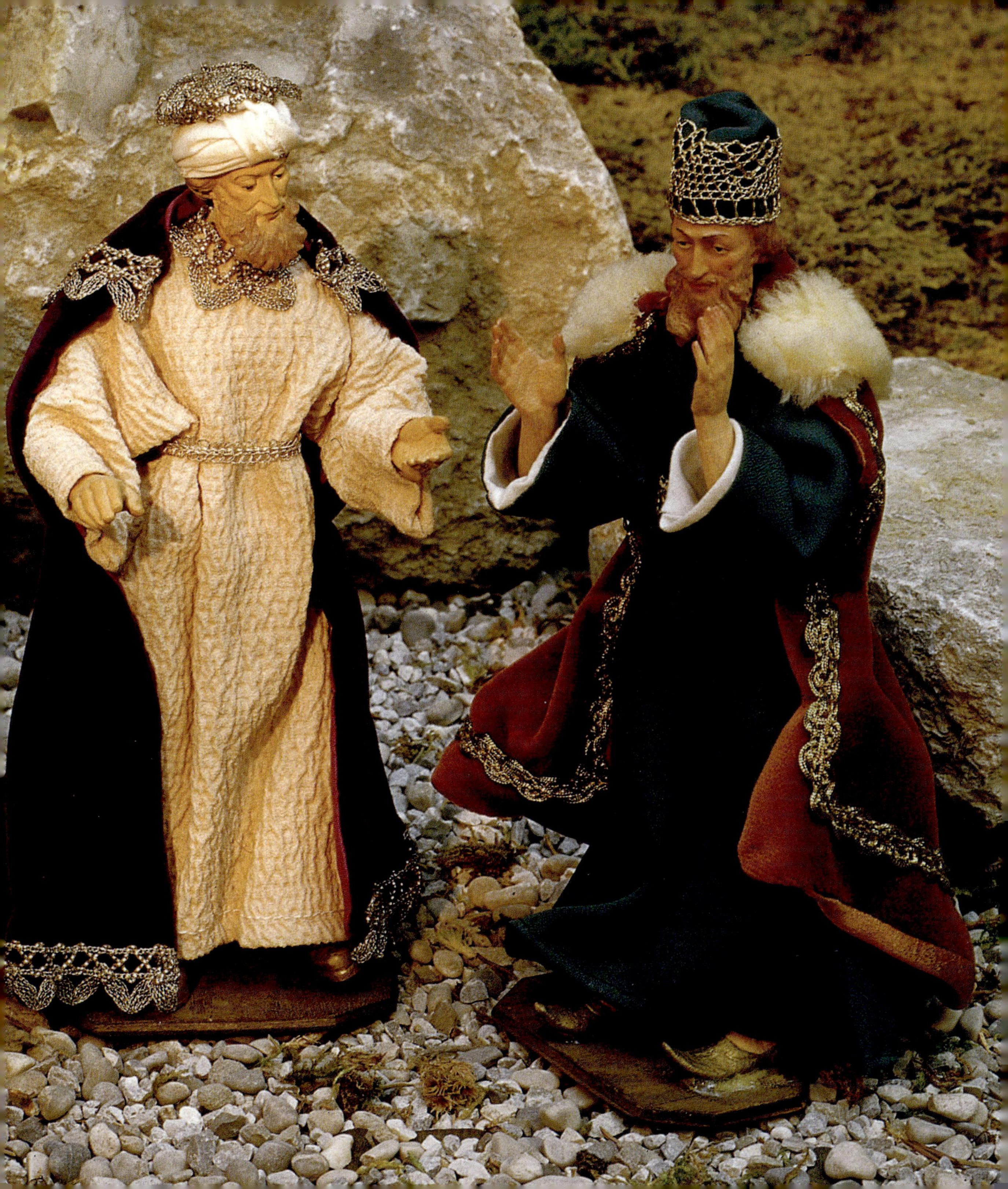

Aber nach innen schmiedet er seine unheiligen Pläne. Er will dieses kleine Kind beseitigen, denn er spürt, dass es auch eine politische Größe ist. Dieses Gespür trügt nicht.
Die Herodestypen sind auch heute noch nicht ausgestorben. Sie haben viele Namen. Da ist es tröstlich zu wissen, dass sie ebensowenig wie Herodes mit ihren Plänen ans Ziel kommen werden. Gott kommt mit seinen Plänen an sein Ziel. Gott ist nicht aus der Geschichte zu verdrängen. Er macht weiter Geschichte. Das Kind war und ist nicht umzubringen. Weihnachten ist nicht rückgängig zu machen.
Merkwürdig geht es zu, als die Weisen ihr Reiseziel erreicht haben. Sie tun etwas Seltsames, wovon sie selbst scheinbar gar nichts haben. Erst fallen sie nieder zum Gebet. Die Großen werden klein vor dem wahrhaft Großen, der die Kleinen groß und reich macht. Auch wenn es merkwürdig und wie Torheit erscheinen mag: Es ist wahre Weisheit, vor dem Kind in der Krippe demütig die Knie zu beugen.
Dann schenken sie Gold, Weihrauch und Myrrhe, Dinge, an denen ihr Herz hing und mit denen sie sich selbst schenken. Sie halten nicht fest, was sie haben. Das Kind befähigt sie loszulassen, zu teilen,

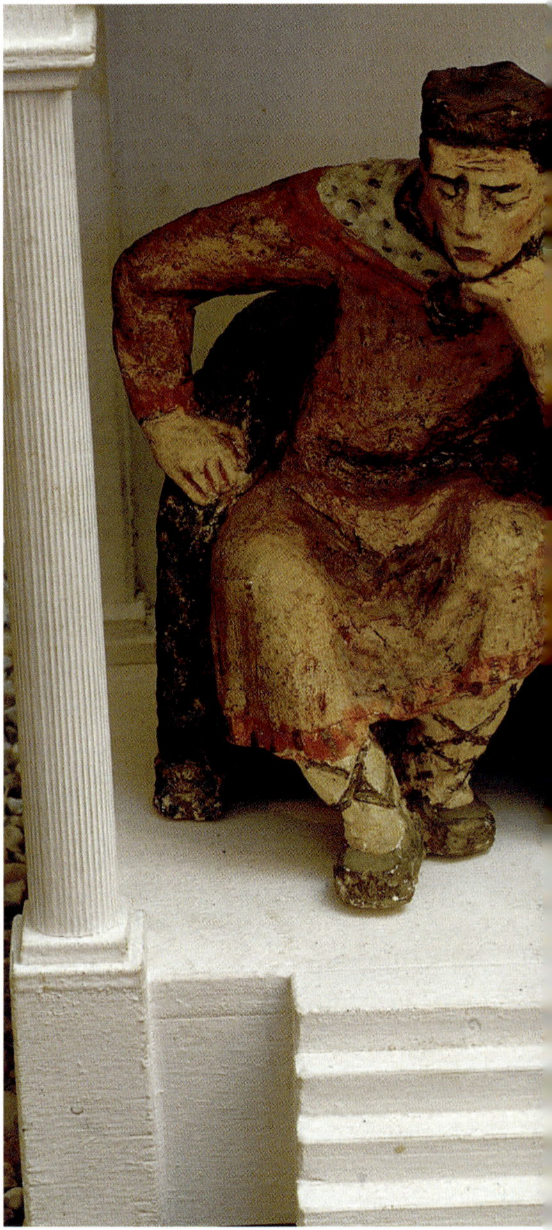

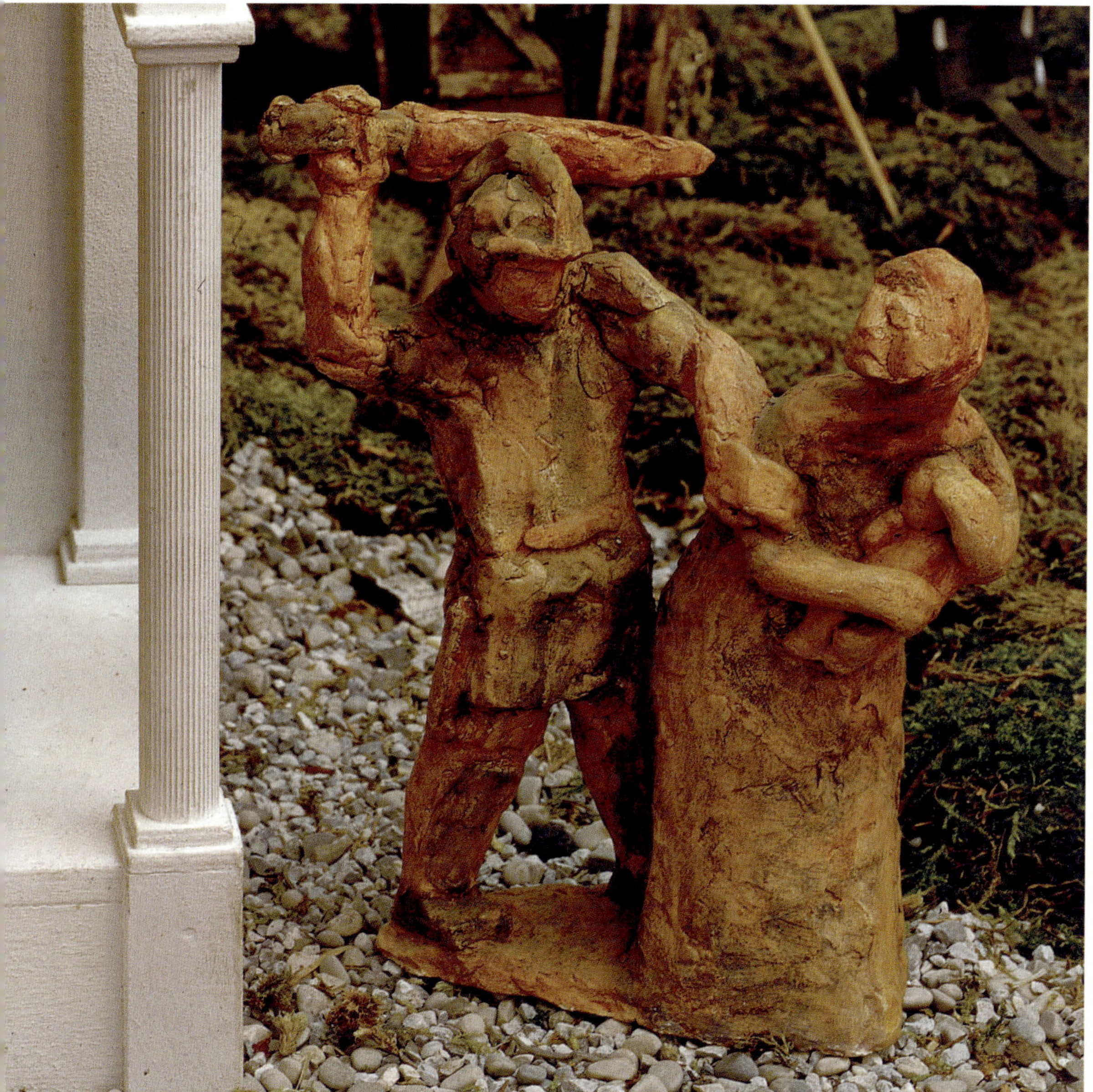

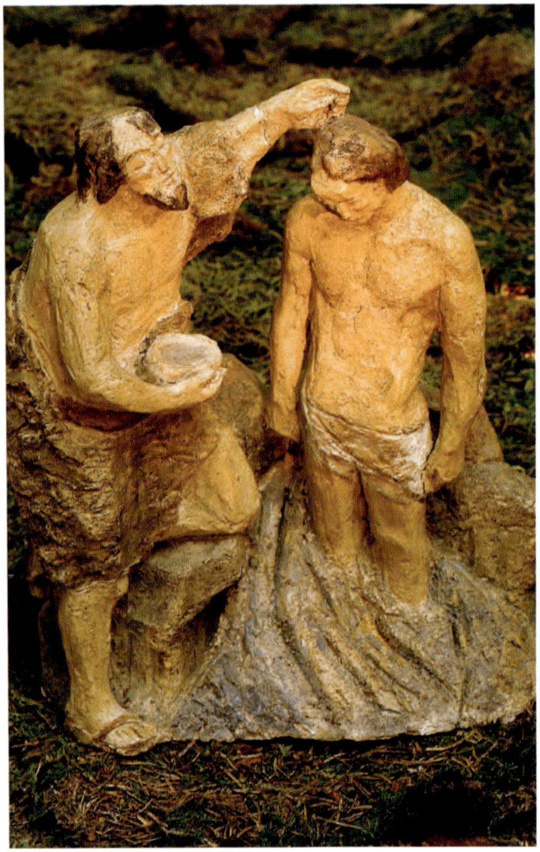

mitzuteilen, abzugeben und zu schenken. *Nimm hin, es ist mein Geist und Sinn, Herz, Seel und Mut, nimm alles hin und lass dir's wohl gefallen. – Schenk ihm dein Herz!*

Auf einem anderen Weg ziehen die Weisen wieder in ihr Land. Sie selbst sind anders geworden und sind darüber hocherfreut.

C + M + B schreiben die Sternsinger mit Kreide über die Haustüren, *Christus mansionem benedicat* – »Christus möge die Wohnung segnen«. Vielleicht kann es auch heißen, er möge die Welt, lateinisch »mundum«, segnen. An diesem Segen ist alles gelegen.

Ich wünsche uns, dass auch wir anders geworden sein möchten durch die Weihnachtszeit. Ich wünsche uns, dass wir uns in Bewegung setzen und etwas in Bewegung bringen, damit es heller wird in unserer Welt. Ich wünsche uns offene Augen und Ohren für die merkwürdigen Signale, die Gott uns senden kann und die zu einem Transparent werden für ihn selbst und für das Kind in der Krippe. Ich wünsche, dass wir hocherfreut unter einem, unter seinem guten Stern leben – auch wenn andere das für sehr merkwürdig halten sollten.

Die Krippe im Herzen

Die Krippe steht mir vor Augen. Nun soll sie im Herzen Platz finden. *Wäre Christus tausendmal in Bethlehem geboren und nicht in dir, du wärst doch ewiglich verloren. Ach könnte mir mein Herz zu einer Krippe werden, Gott würde noch einmal ein Kind auf dieser Erden.* So sagt Angelus Silesius (1624–1677) in einem tiefen Wort.
Ach mein herzliebes Jesulein, mach dir ein rein sanft Bettelein, zu ruhn in meines Herzens Schrein, dass ich nimmer vergesse dein, so dichtet Martin Luther.
Von Paul Gerhardt (1607–1676) stammen die Worte:

Eins aber, hoff ich, wirst du mir,
mein Heiland, nicht versagen:
dass ich dich möge für und für
in, bei und an mir tragen.
So lass mich doch dein Kripplein sein:
Komm, komm und lege bei mir ein
dich und all deine Freuden.

Mutter Teresa (1910–1997), eine ökumenische Heilige, schreibt: *Wir möchten Jesus zur Weihnachtszeit willkommen heißen, nicht in einer kalten Krippe, der unser Herz bisweilen gleicht, sondern in einem Herzen voller Liebe und Demut, in einem reinen, unbefleckten Herzen, in einem warmen Herzen, das erfüllt ist von der Liebe füreinander.*
So geschieht eine merkwürdige Verkehrung: Ich selbst soll zur Krippe werden. Wer sein Herz an Gott verliert, der hat gewonnen. Wer ihm in sich wie in einer Krippe Raum gibt, der wird bereichert in seiner Innenwelt, und das wird nicht ohne Folgen bleiben für die Außenwelt und Umwelt. Wer Christus sozusagen zum Herzen seines Herzens werden lässt, zum Herzstück, zum Zentrum und zur Zentrale seines Lebens, zu der Mitte, um die sich alles, aber auch schon alles dreht und an der wir uns orientieren, der hat wirklich Herz. Vor der Krippe geniere ich mich nicht, das

alte Kindergebet zu sprechen, das mich meine Mutter gelehrt hat: *Ich bin klein, mein Herz mach rein, soll niemand drin wohnen als Jesus allein.*

Ganz innig und beseligt, fast mystisch, wird Martin Luther, wenn er davon redet und singt:

Sprich nur: Mein liebes Jesulein, ich komme wie ein armes Würmelein, ich will dich von Herzen zum Heiland haben. So hast du ihm einen Kuss gegeben. Das Kindlein ist allein dazu geordnet, dass es soll das Herz füllen. Es ist nicht auszusagen oder zu gedenken, dass ein solch eng Ding wie das Herz so großen Schatz in sich haben soll. So wird das Herz süße, fröhlich, getrost, unerschrocken, und hat Friede vor allem Jammer, der ihm zustoßen kann. Denn was sollte seinem Herzen Wehe geschehen? Wo das Kind bleibt, wird's auch wohl bleiben. Das Herz und das Kind scheiden sich nicht voneinander.

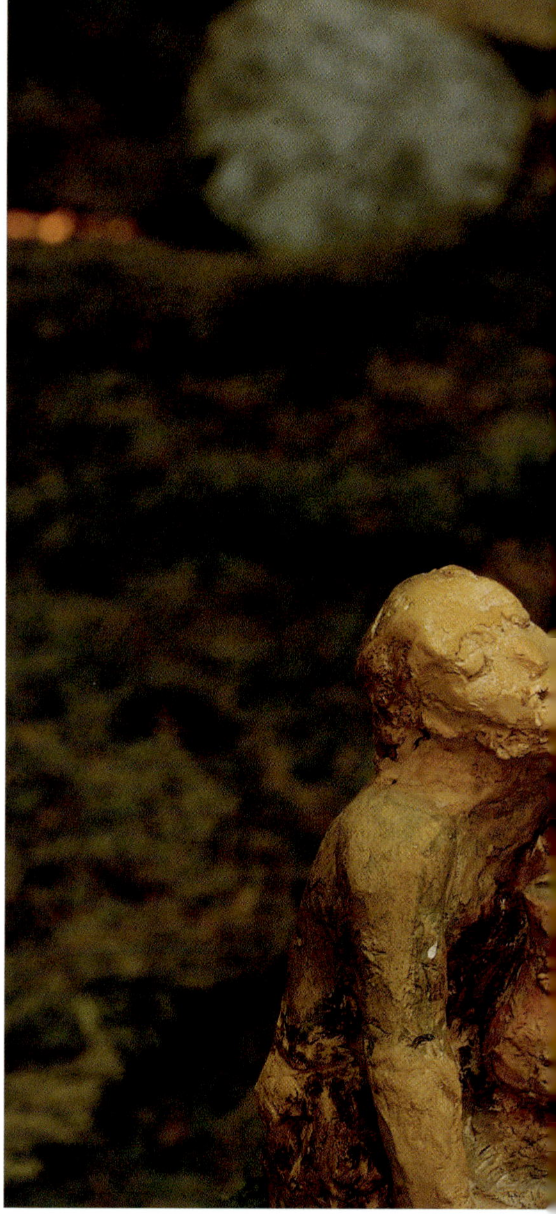

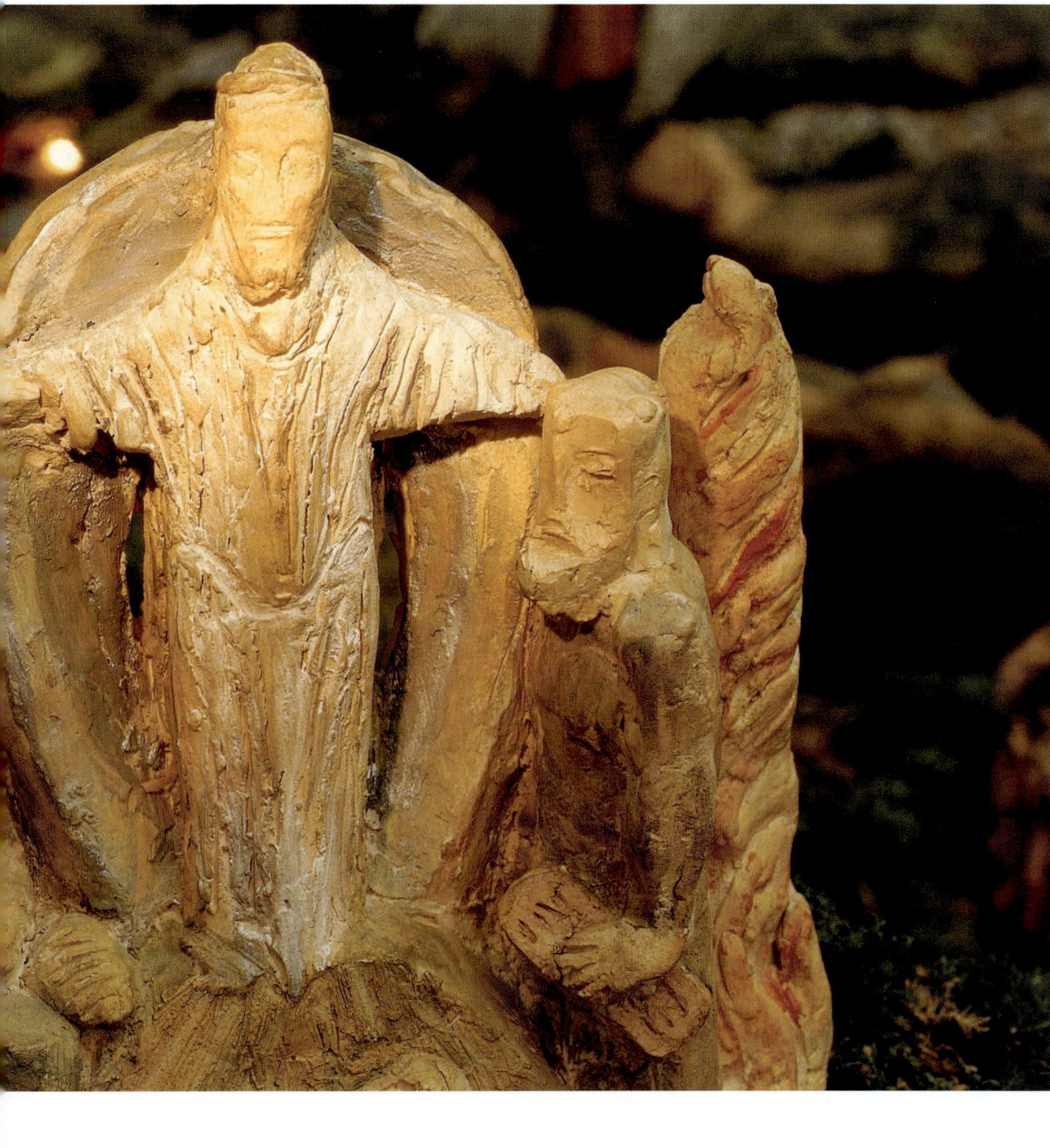

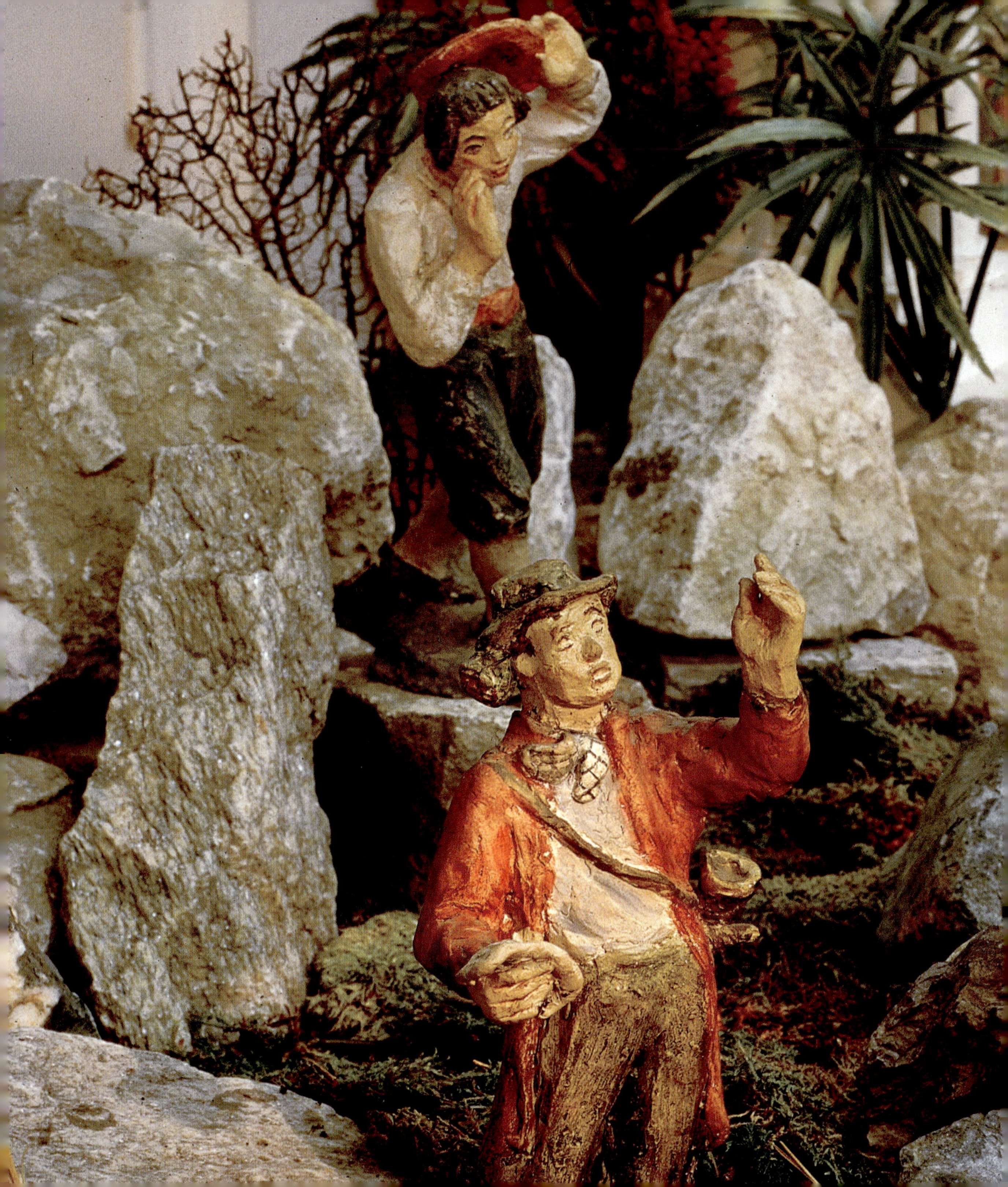

Abschied von den Krippen

Am 2. Februar ist Maria Lichtmess. An diesem Tag endet nach dem liturgischen Kalender der Kirchen endgültig die Advents-, Weihnachts- und Epiphaniaszeit. Die Christbäume sind oder werden abgeschmückt. Auch unsere Krippen werden abgeräumt. Die große Krippe haben wir freilich schon vorher abgebaut, damit wir wieder etwas mehr Raum in der Herberge haben. Die Häuser, das Krippenzubehör und das Moos werden in Schachteln verpackt und wandern auf den Speicher oder in den Keller. Die Figuren werden feinsäuberlich abgestaubt; sorgfältig und vorsichtig werden sie in Kartons verstaut, die mit Namen und Herkunftsort beschriftet sind. Sie türmen sich auf den Schlafzimmerschränken hinter einem Vorhang und halten sozusagen ihren Sommerschlaf. Es ist mir ein lieber Gedanke, dass ich gleichsam bei den Krippen schlafe. So habe ich die Krippen im Schlaf, besser im Herzen.

Einige Figuren begleiten mich in meinem Studierzimmer das ganze Jahr. Der Esel steht auf meinem Schreibtisch und erinnert mich an das Gebet eines südamerikanischen Bischofs: *Lass mich dein Esel sein, o Jesus*. Ich hoffe, dass mich dieser Jesus trotz meiner Eseleien brauchen kann.

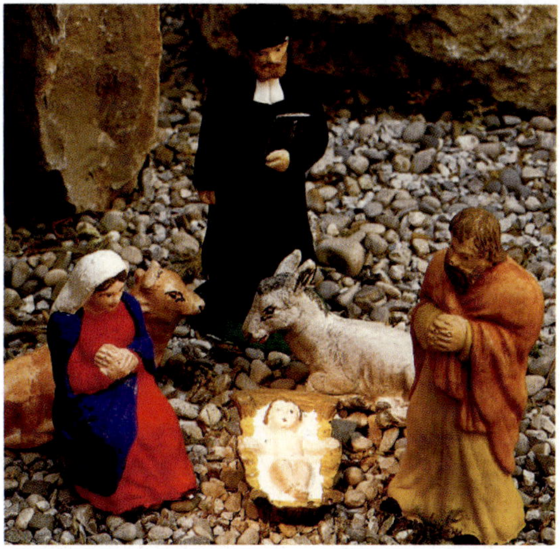

Der oberbayerische Ausrufer und der Pfarrer aus Marktredwitz stehen in meinem Bücherregal. In beiden Figuren möchte ich mich wiedererkennen, wenn ich als Pfarrer das Evangelium von der Liebe Gottes unter die Leute bringe. Am Ende bleibt mir dann nur noch zu sagen: Danke, danke, du liebes Kind in der Krippe – bis zum nächsten Jahr.

Bildnachweis

Seite 1: Flucht nach Ägypten – Makondeschnitzerei aus Tansania
Seite 2: Olivenholzkrippe aus Jordanien
Seite 4: Heilige Familie aus Kalabrien (Italien)
Seite 6: Krippenbaum aus Spanien
Seite 8/9: Holzkrippe aus Polen
Seite 11: Prophet von Ruth Speidel
Seite 12: Adam und Eva im Paradies – aus Peru
Seite 13: Tonkrippe aus Kolumbien
Seite 14/15: Holzkrippe aus dem Erzgebirge
Seite 17: Maria und Elisabeth von Ruth Speidel
Seite 18: Kaiser Augustus von Ruth Speidel
Seite 19: Herbergssuche von Ruth Speidel
Seite 20/21: Krippenlandschaft von Ruth Speidel
Seite 23: Bekleidete Figuren aus der Provence (Frankreich)
Seite 24/25: Krippenschrein aus El Salvador
Seite 26/27: Heilige Familie aus Mexiko
Seite 29: Ebenholzkrippe aus Tansania
Seite 30/31: Tonkrippe aus Neuguinea
Seite 32/33: Olivenholzkrippe aus Bethlehem
Seite 34: Krippenminiatur aus El Salvador
Seite 35: Keramikkrippe aus Bolivien
Seite 36/37: Krippenrelief von Lukas Amann
Seite 39: Les Santos aus der Provence
Seite 40/41: Les Santos aus der Provence
Seite 42/43: Tonkrippe aus Kolumbien
Seite 44/45: Heilige Familie von Familia Mendivil, Mexiko
Seite 47: Holzkrippe aus Oberammergau
Seite 48/49: Bekleidete Figuren aus Oberbayern (19. Jahrhundert)
Seite 51: Geschnitzte Figuren aus Plößberg (Oberpfalz)
Seite 53: Heilige Familie aus dem Grödnertal (Südtirol)
Seite 54: Bamalte Tonfiguren aus Böhmen
Seite 56/57: Krippe aus Peru
Seite 58/59: Musizierender Hirte von Ruth Speidel
Seite 60/61: Bekleidete Figuren aus Oberbayern
Seite 62: Holzkrippe aus Prag
Seite 63: Glaskrippe aus Murano / Venedig (Italien)
Seite 64: Tragekrippe aus Krakau (Polen)
Seite 65: Maisstrohkrippe aus Jugoslawien
Seite 66/67: Indianerkrippe aus Nordamerika
Seite 68/69: Bronzekrippe aus Obervolta (heute Burkina Faso)
Seite 70/71: Einkaufsstraße von einer Krippe aus Neapel (Italien)
Seite 72/73: Schafe am Brunnen – aus Oberbayern
Seite 75: Bemalte Holzkrippe aus Russland
Seite 76/77: Bemalte Tonkrippe aus Brasilien
Seite 79: Krippe mit Kreuz und Marterwerkzeugen – aus Mexiko
Seite 81: Figuren aus Griechenland
Seite 82/83: Holzkrippe aus Ecuador
Seite 84/85: Bemalte Holzkrippe aus Dänemark
Seite 86/87: Schlafender Joseph von Ruth Speidel
Seite 88: Schutzmantel-Joseph aus dem Grödnertal (Südtirol)
Seite 91: Simeon und Hanna von Ruth Speidel
Seite 92/93: Verkündigung an Maria von Ruth Speidel
Seite 95: Maisstrohkrippe aus Tschechien
Seite 96: Flucht nach Ägypten von Ruth Speidel
Seite 98/99: Flucht nach Ägypten – Makondeschnitzerei aus Tansania
Seite 100/101: Hochzeit zu Kana von Ruth Speidel

Seite 102/103: Tanzende Figuren aus Mexiko
Seite 104: Elfenbeinkrippe aus Tansania
Seite 107: Zwölfjähriger Jesus im Tempel von Ruth Speidel
Seite 108/109: Hirtenbuben von Ruth Speidel
Seite 110/111: Bemalte Tonkrippe aus Spanien
Seite 112: Verkündigungsengel von Ruth Speidel
Seite 115: Engel von Familia Mendivil, Mexiko
Seite 117: Bemalte Tonkrippe aus Brasilien
Seite 118/119: Figuren aus Somalia
Seite 120/121: Musizierender Engel von Ruth Speidel
Seite 123: Krippe im Ei aus Mexiko
Seite 124: Krippen in Nussschalen aus Oberammergau und Mexiko
Seite 125: Kreuzweg aus Peru
Seite 126/127: Krippe von Pepe Tanzi aus Italien
Seite 128/129: Hirten auf dem Feld von Ruth Speidel
Seite 130: Hirtenknabe von Ruth Speidel
Seite 133: Krippe aus Nordamerika (USA)
Seite 134/135: Ochs und Esel von Ruth Speidel
Seite 136: Kamel von Ruth Speidel
Seite 137: Elefant mit Treiber von Ruth Speidel
Seite 138: Bemalte Tonkrippe aus Portugal
Seite 140: Schafe von Ruth Speidel
Seite 143: Die Weisen aus dem Morgenland – von Ruth Speidel
Seite 144: Kniender König von Ruth Speidel
Seite 145: Die Weisen aus dem Morgenland – von Ruth Speidel
Seite 147: Drei Könige aus Mexiko
Seite 148/149: Drei Könige aus Oberbayern
Seite 150/151: König Herodes und Kindermord in Bethlehem – von Ruth Speidel
Seite 152: Taufe Jesu von Ruth Speidel
Seite 154/155: Verklärung Jesu von Ruth Speidel
Seite 156: Bemalte Tonfiguren aus Markredwitz (Oberfranken)
Seite 157: Ausrufer und Hirte von Ruth Speidel
Seite 159: Tonkrippe aus Mexiko

Die Bibeltexte sind nach der revidierten Luther-Bibel zitiert.

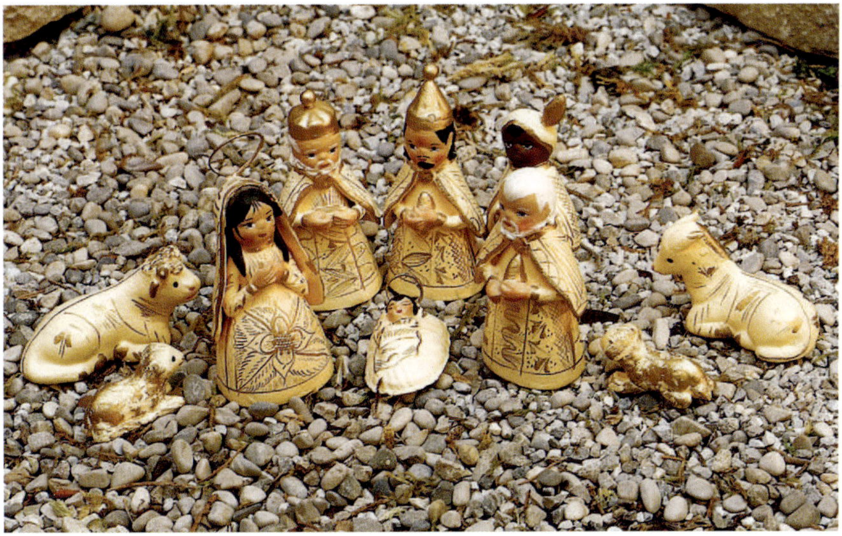

Dank

Sehr herzlich danke ich Herrn Klaus G. Förg für die freundschaftliche, fachkundige und fröhliche Zusammenarbeit. Mein Dank gilt auch meiner langjährigen Mitarbeiterin, Frau Waltrud Kirchner, für das zuverlässige Schreiben des Manuskripts.

Theodor Glaser

Satz und Lithografie: KCS GmbH, Buchholz/Hamburg
Druck und Bindung: L.E.G.O. S.p.A., Vicenza
Printed in Italy

ISBN 3-475-53573-4